•부모님을 위한 취미 교실• 시니어 컬러링북

색연필로 그리는 꽃산책

윤경미 지음

GBB

추천의 말

활기차게 살고 싶다면 컬러링 취미 생활로!

　사회적으로 왕성한 활동을 하던 인생의 중반기를 지나 후반기에 접어들면 자연스럽게 신체 기능이 저하되고 심리적으로 우울감과 무기력감을 느끼게 됩니다. 이런 변화를 부정적인 신호로만 볼 것이 아니라, 건강한 나의 습관을 만드는 계기로 삼는 것이 중요합니다.

　요즘은 '노인, 고령자, 시니어'라는 말을 듣는 걸 불편해 합니다. 젊게 살고 싶은 것은 모두의 바람이겠지요. 하지만 한 그루 나무의 삶이 그렇듯, 우리도 언젠가 인생의 후반기를 거닐게 됩니다. 그런 시기가 내게 온다고 인정해야 활기찬 인생의 후반기를 만들 수 있습니다.

　나이 들수록 취미 생활은 꼭 필요합니다. 뇌와 근육의 건강, 정서적 안정감을 함께 얻을 수 있기 때문입니다. 특히 컬러링 취미는 굳은 손을 풀기에도 좋고, 집중력과 성취감, 관찰력뿐만 아니라 마음이 편안해지는 치유 효과도 얻을 수 있습니다.

　《색연필로 그리는 꽃산책》 컬러링북과 함께 일상에서 몸과 마음을 건강하고 행복하게 만들기 바랍니다.

서울대학교 의과대학 명예교수, (재)돌봄과미래 이사장 김용익

작가의 말

산책길에서 만나는 꽃들을 그리는 시간

 어느 봄날, 남산 산책길에 피어 있는 서너 송이의 붓꽃을 만났습니다. 붓꽃은 시원스럽게 자란 잎사귀 사이로 쭉 뻗은 꽃대에 매달려 우아한 자태를 뽐내고 있었습니다.

 '꽃 속에 또 꽃이 있네' 하고 시간 가는 줄도 모르고 한참을 바라봤던 백일홍, 시원한 여름 바닷가를 걷다 만난 해당화도 색깔이 고와 아직도 눈에 선합니다. 어린 시절 조그마한 내 손톱을 예쁘게 물들였던 봉선화, 하얀 담벼락을 도화지 삼아 멋들어지게 핀 능소화도 모두 산책길에서 반갑게 만났습니다.

 우리가 걷는 산책길에서 만나게 되는 꽃들을 주제로 네 번째 컬러링북 《색연필로 그리는 꽃산책》을 펴내게 되었습니다. 산책길에서 만나는 꽃들은 우리에게 계절이 바뀌었음을 알려주거나 다가올 계절을 기다리게 하기도 하고 기억 속 어떤 시절의 아련한 추억에 젖게 합니다. 사진이나 그림에서 보는 꽃과는 달리 이웃의 안부를 묻듯 그들의 안부를 묻게 됩니다. 어제는 봉우리로 있던 꽃이 오늘은 활짝 피었는지 궁금해서 바쁜 일상 속에서도 산책을 나서게 만들기도 합니다. 산책길에서 만난 꽃들은 우리에게 여유와 휴식의 시간을 주는 감사한 선물입니다.

 《색연필로 그리는 꽃산책》을 따라 한 장, 한 장 그려가면서 계절마다 피는 아름다운 꽃도 감상하고, 꽃 속에 담긴 추억도 예쁘게 색칠하는 시간이 되시길 바랍니다.

윤경미

차례

추천의 말 2

작가의 말 3

〈색연필로 그리는 컬러링북〉 시리즈의 특별한 점 8

뇌 건강과 치매 예방을 도와주는 꽃 색칠 기초 수업 9

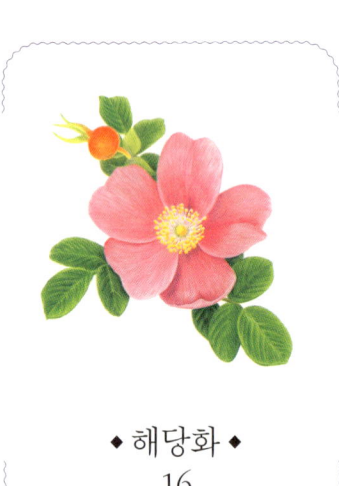

◆ 해당화 ◆
16

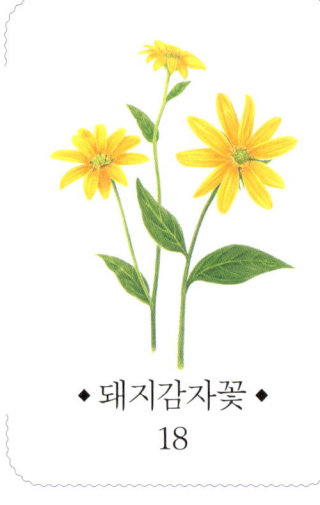

◆ 돼지감자꽃 ◆
18

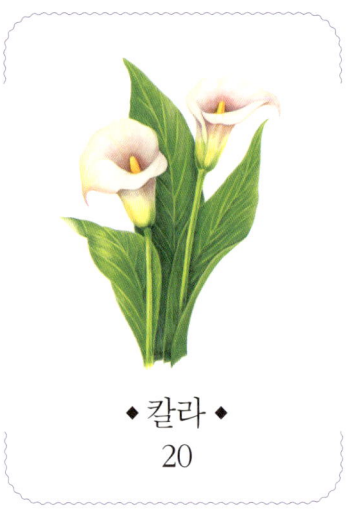

◆ 칼라 ◆
20

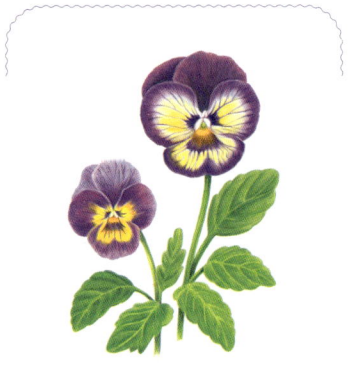

◆ 팬지 ◆
22

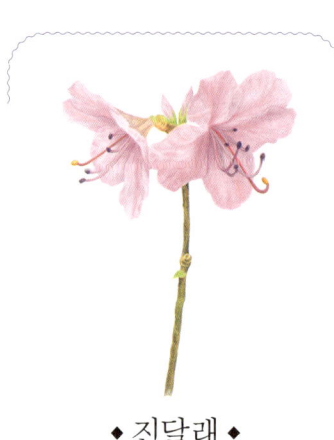

◆ 진달래 ◆
24

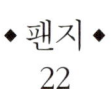

◆ 토끼풀 ◆
26

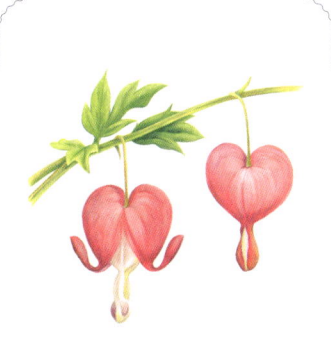

◆ 금낭화 ◆
28

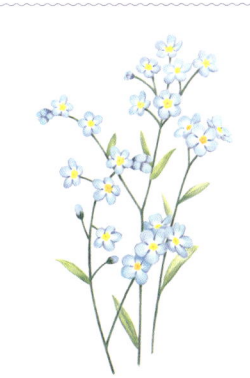

◆ 물망초 ◆
30

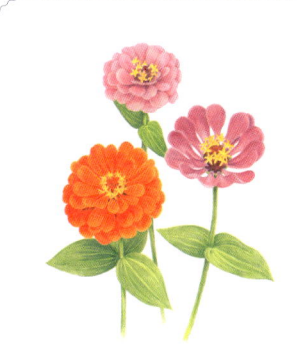

◆ 백일홍 ◆
32

기억력과
집중력을 키우는
꽃 퀴즈
34

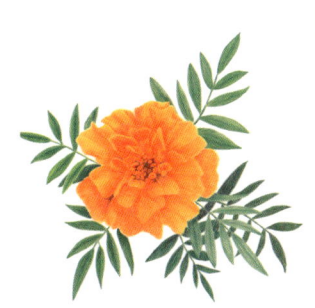

◆ 마리골드 ◆
40

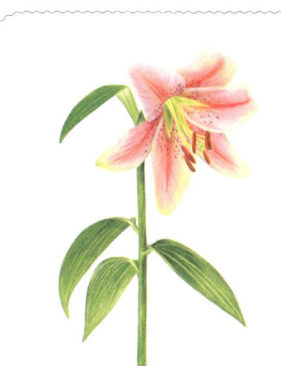

◆ 백합 ◆
42

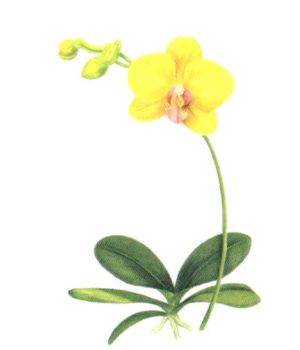

◆ 호접란 ◆
44

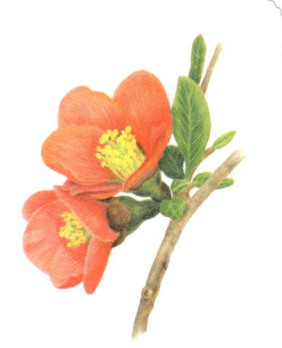

◆ 명자꽃 ◆
46

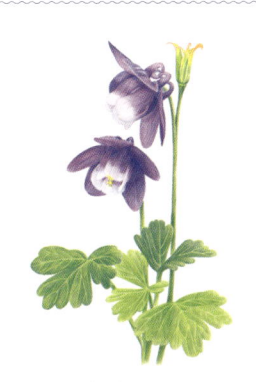

◆ 매발톱꽃 ◆
48

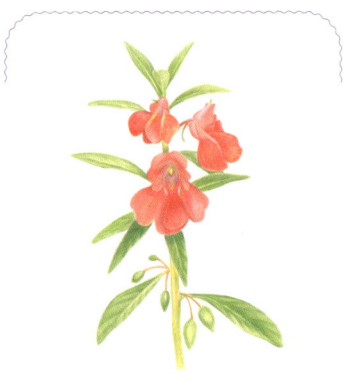

◆ 봉선화 ◆
50

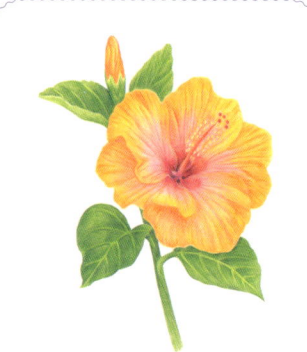

◆ 히비스커스 ◆
52

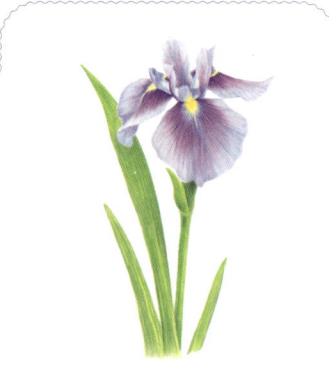

◆ 붓꽃 ◆
54

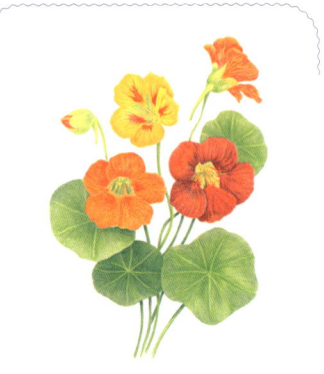

◆ 한련화 ◆
56

기억력과
집중력을 키우는
꽃 퀴즈
58

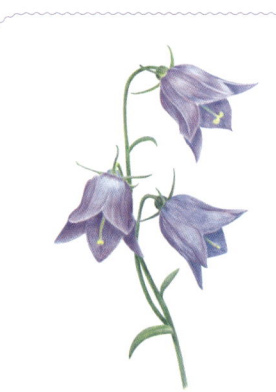

◆ 초롱꽃 ◆
64

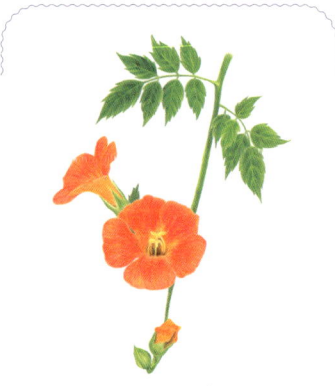

◆ 능소화 ◆
66

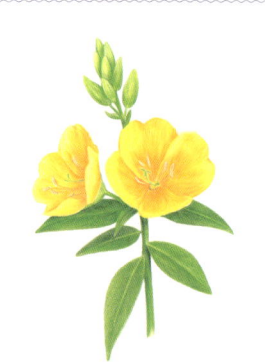

◆ 달맞이꽃 ◆
68

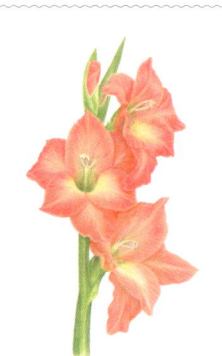

◆ 글라디올러스 ◆
70

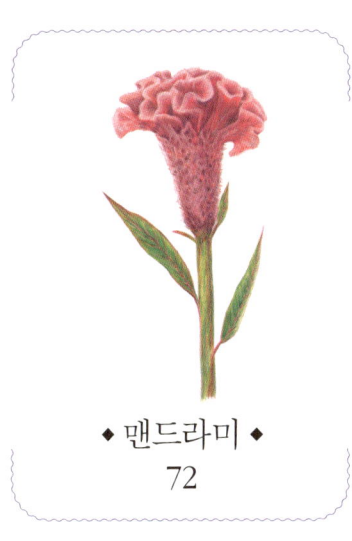

◆ 맨드라미 ◆
72

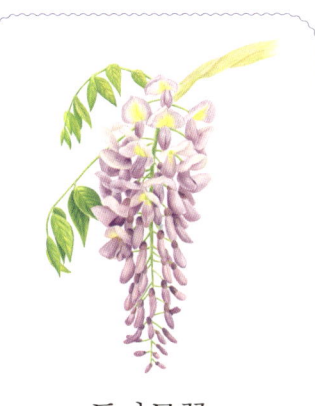

◆ 등나무꽃 ◆
74

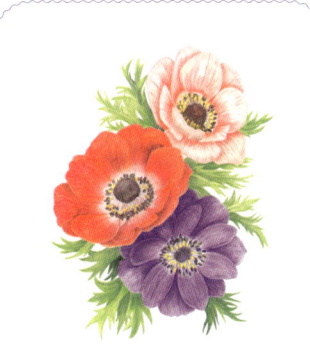

◆ 아네모네 ◆
76

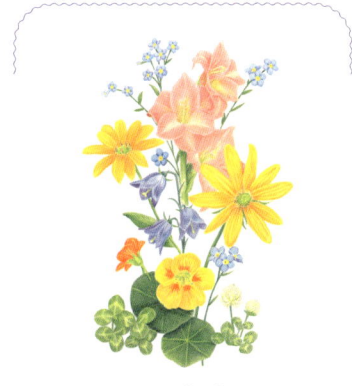

◆ 꽃다발 ◆
78

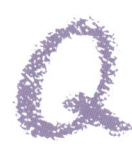

기억력과
집중력을 키우는
꽃 퀴즈
80

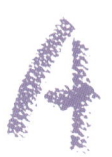

정답
86

쉬운 채색을 돕는 컬러 라인
〈색연필로 그리는 컬러링북〉 시리즈의 특별한 점

《색연필로 그리는 꽃산책》과《색연필로 그리는 꽃그림》,《색연필로 그리는 과일》, 《색연필로 그리는 채소》는 완성된 그림을 따라 색칠하기 편하도록 밑그림의 라인이 컬러로 되어 있습니다.

🫒 컬러 라인 밑그림의 좋은 점 🫒🫒

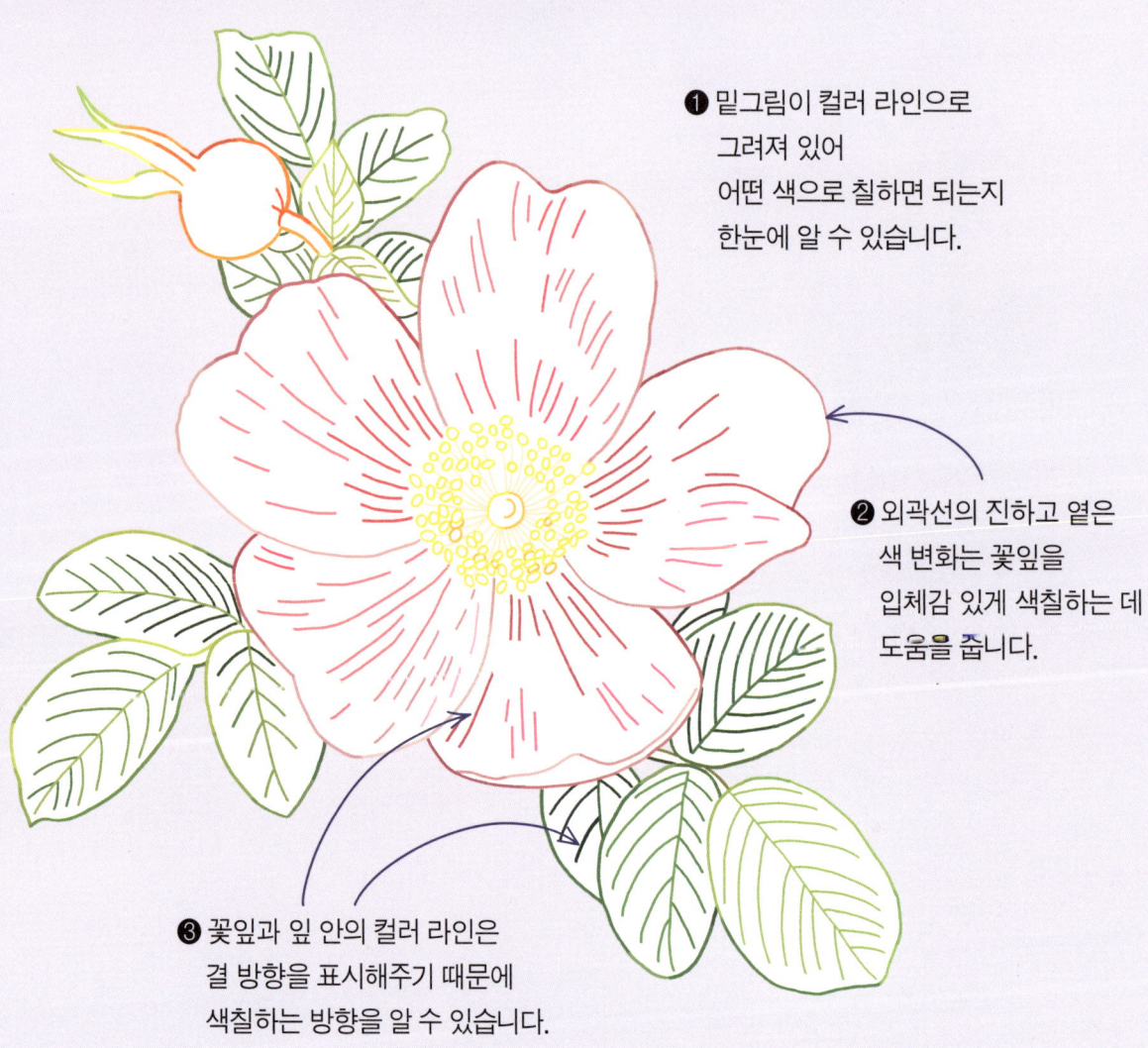

❶ 밑그림이 컬러 라인으로 그려져 있어 어떤 색으로 칠하면 되는지 한눈에 알 수 있습니다.

❷ 외곽선의 진하고 옅은 색 변화는 꽃잎을 입체감 있게 색칠하는 데 도움을 줍니다.

❸ 꽃잎과 잎 안의 컬러 라인은 결 방향을 표시해주기 때문에 색칠하는 방향을 알 수 있습니다.

뇌 건강과 치매 예방을 도와주는 **꽃 색칠 기초 수업**

🌱 그러데이션 연습하기 🌿🌿

1. 같은 색이라도 옅게 칠했을 때와 진하게 칠했을 때 색의 느낌이 다릅니다. 어두운 곳은 손의 힘을 강하게 하고, 밝은 곳은 손의 힘을 약하게 하여 칠하면 입체감을 살릴 수 있습니다.
2. 가장 진하게 색칠하고 싶은 곳에서 시작하여 가장 연하게 색칠하고 싶은 곳을 향해 서서히 손에 힘을 빼면서 색칠합니다.

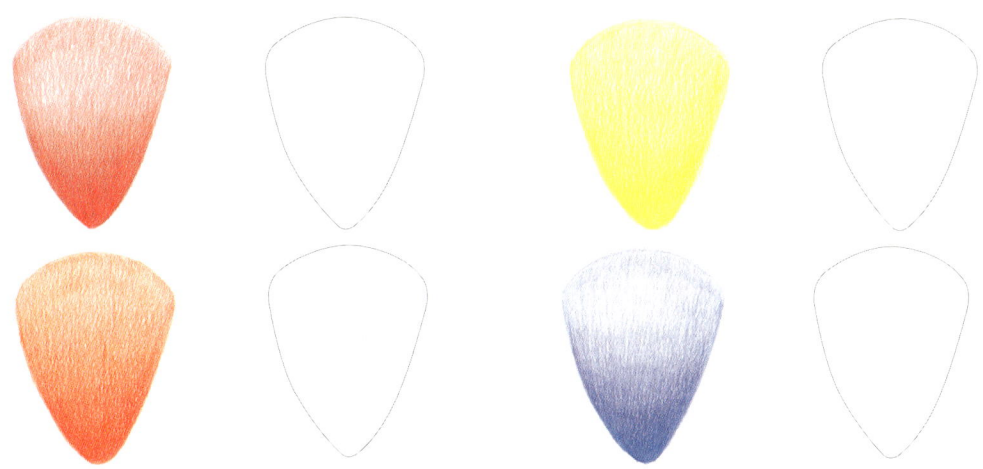

🌱 색혼합 연습하기 🌿🌿

1. 다른 색을 서로 섞어서 색칠하면 다양한 색을 표현할 수 있어 완성도가 높아집니다.
2. 색을 칠하는 순서나 색혼합 비율에 따라서 다른 색이 나옵니다.

노란색 위에 빨간색을 덧칠하면 옅은 주황색이 나옵니다.

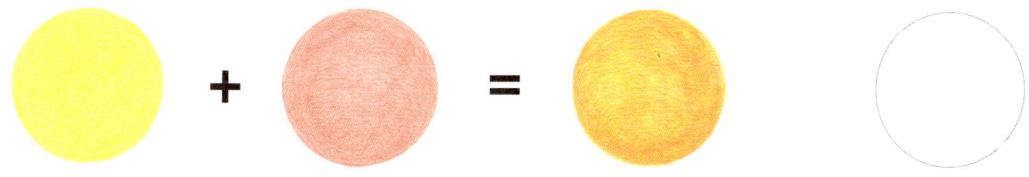

빨간색 위에 노란색을 덧칠하면 진한 주황색이 나옵니다.

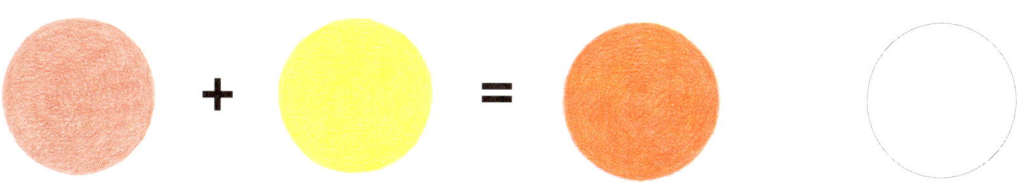

🌿 꽃 색칠하는 방법 🌿

1. 색칠하는 방향

꽃잎은 결 방향을 따라 색칠하는 것이 중요합니다.

──── 팬지 ────　　　　　　　　　　　　　　──── 해당화 ────

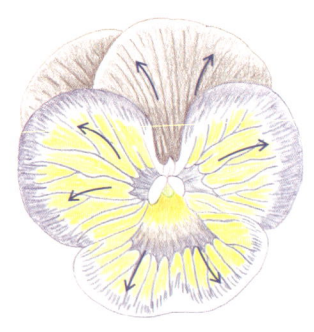

꽃잎의 결 방향은
색칠하는 방향으로,
결을 따라 안쪽에서
바깥쪽으로 색칠하면
꽃의 특징을 살릴 수 있습니다.

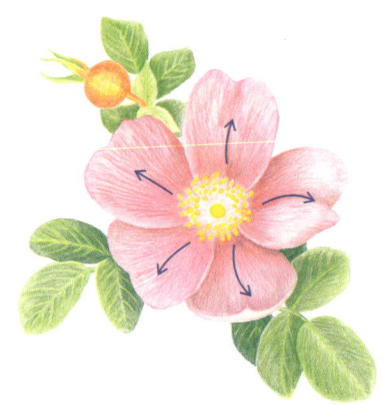

맨드라미

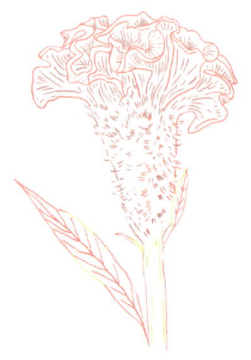　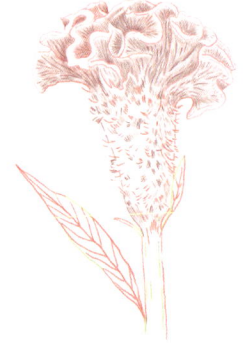　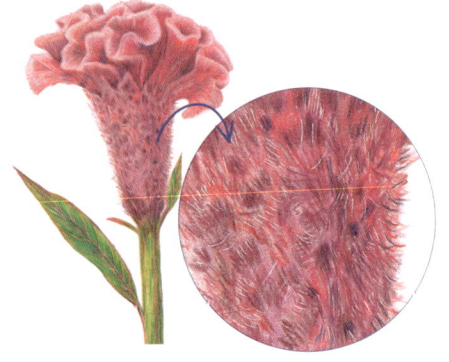

❶ 꽃 표면의 하얗게 보이는 털은 색칠하기 전에 심이 없는 샤프로 결 방향을 잘 보고 그려주면 표현할 수 있습니다.

❷ 꽃잎의 주름은 밑그림에 그려진 짧은 선의 방향을 따라 색칠합니다. 꽃잎과 꽃잎이 겹치는 부분(어두운 부분)은 짧은 선으로 터치하듯 색칠합니다.

❸ 꽃 표면의 털은 색연필을 뾰족하게 깎아 한 올 한 올 세밀하게 표현합니다.

2. 색칠하는 순서

꽃을 색칠할 때는 어두운 부분에서부터 밝은 부분으로 색칠하고, 꽃잎과 잎사귀의 결 방향을 따라 색칠합니다.

해당화

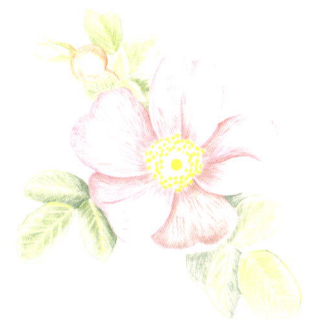 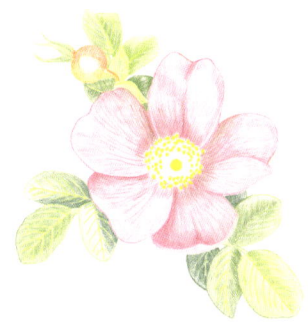 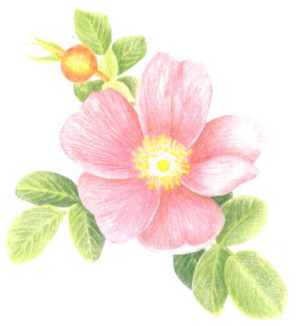

❶ 밑그림의 짧은 선은 결 방향을 보여줍니다. 결 방향을 따라 안에서 밖으로 색칠합니다.

❷ 컬러 라인의 어두운 부분인 그림자 부분부터 색칠합니다.

❸ 꽃잎이나 잎이 겹치는 부분은 더 어둡게 색칠해야 입체감이 살아납니다.

달맞이꽃, 봉선화, 마리골드, 진달래와 같은 단색계열의 꽃들은 위와 같은 방법으로 그릴 수 있습니다.

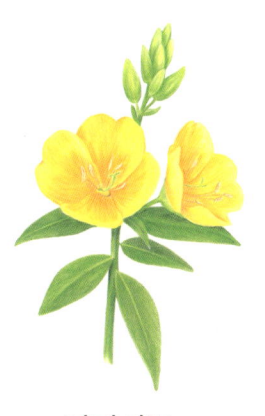 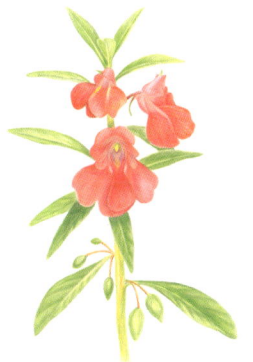 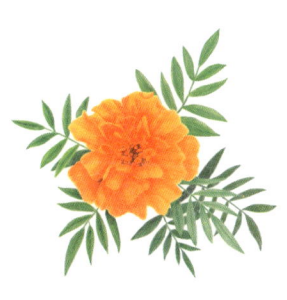 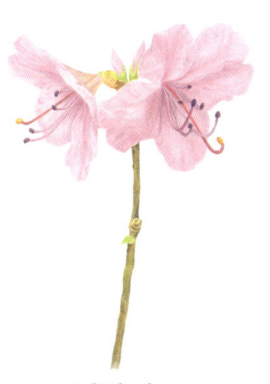

달맞이꽃　　　봉선화　　　마리골드　　　진달래

3. 꽃을 표현하는 방법

1) 꽃잎과 잎사귀의 두께감 표현

외곽선에 닿지 않게 색칠해야 두께감을 살릴 수 있습니다.

호접란

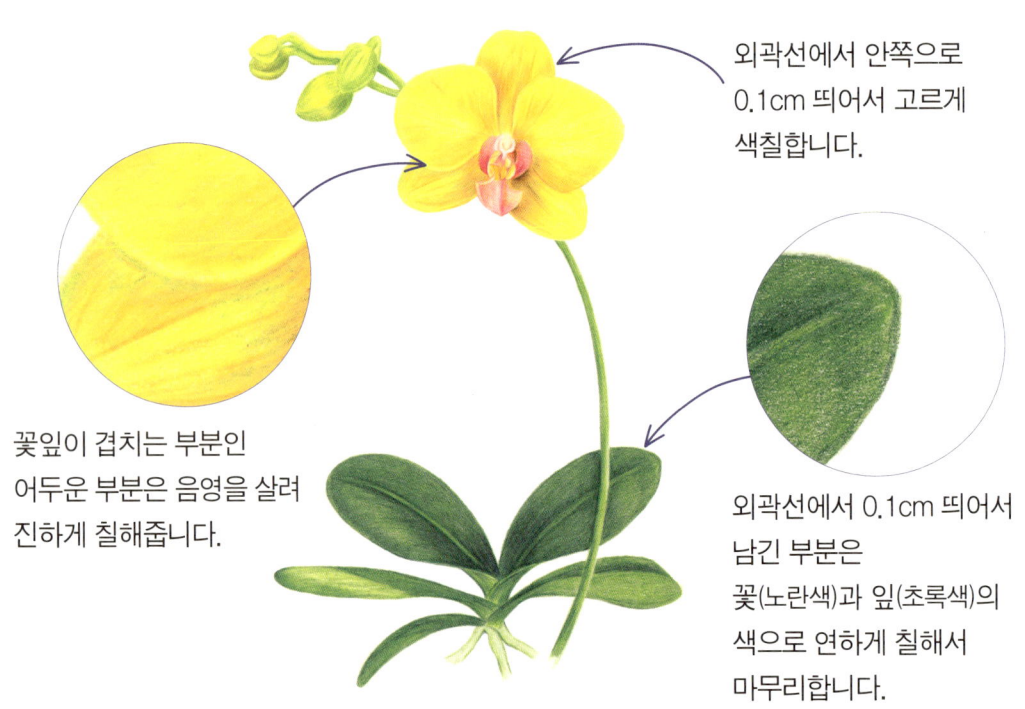

외곽선에서 안쪽으로 0.1cm 띄어서 고르게 색칠합니다.

꽃잎이 겹치는 부분인 어두운 부분은 음영을 살려 진하게 칠해줍니다.

외곽선에서 0.1cm 띄어서 남긴 부분은 꽃(노란색)과 잎(초록색)의 색으로 연하게 칠해서 마무리합니다.

2) 잎의 무늬 표현

토끼풀

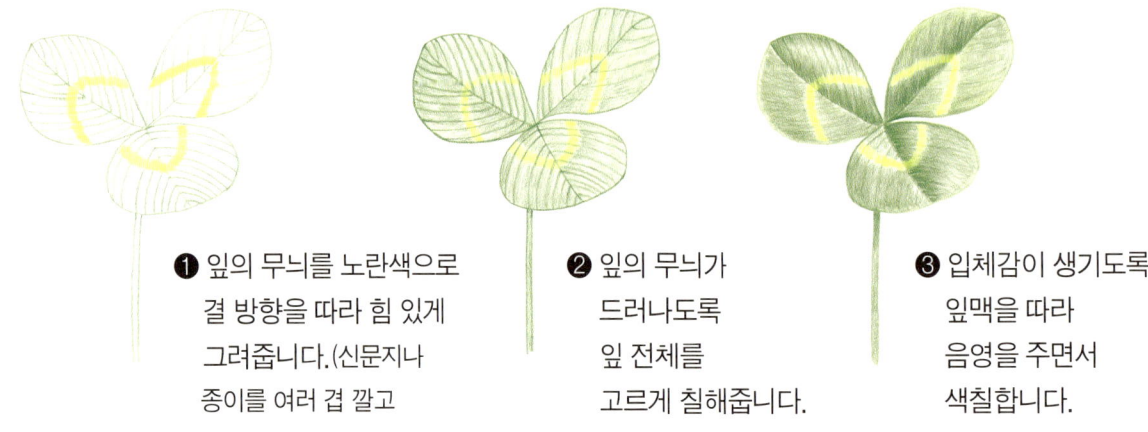

❶ 잎의 무늬를 노란색으로 결 방향을 따라 힘 있게 그려줍니다.(신문지나 종이를 여러 겹 깔고 그리면 자국이 잘 나타납니다.)

❷ 잎의 무늬가 드러나도록 잎 전체를 고르게 칠해줍니다.

❸ 입체감이 생기도록 잎맥을 따라 음영을 주면서 색칠합니다.

3) 꽃 수술 표현

백일홍

꽃 수술 색이 꽃잎의 색보다 밝은 경우에는
노란색 꽃 수술을 먼저 색칠합니다.

예 백일홍, 해당화, 명자꽃, 매발톱꽃, 물망초

백합

꽃 수술 색이 꽃잎의 색보다 어두운 경우에는
맨 마지막에 색칠합니다. 색이 진해 수술 주변으로 색이 번져
지저분해질 수 있기 때문입니다.

예 백합, 아네모네, 진달래

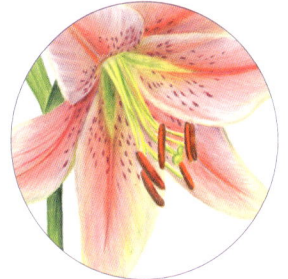

달맞이꽃

꽃 수술이 아주 가늘거나, 흰색인 경우에는 색칠하지 않고
컬러 라인으로 표현합니다.

예 능소화, 달맞이꽃, 글라디올러스

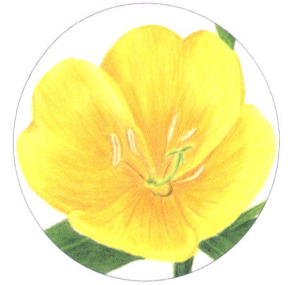

4) 꽃잎의 흰 부분 표현

아네모네

꽃에 흰색이 있는 경우에는 흰 부분을 색칠하지 않고 그대로 남겨둡니다.

예 아네모네, 해당화, 물망초

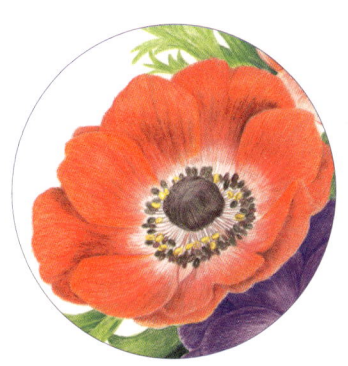 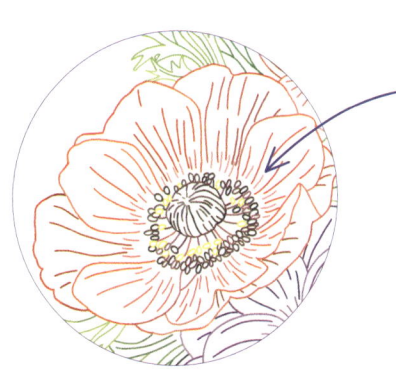

꽃잎 안쪽의
짧은 선까지만 색칠하면
자연스럽게 흰 부분을
남길 수 있습니다.

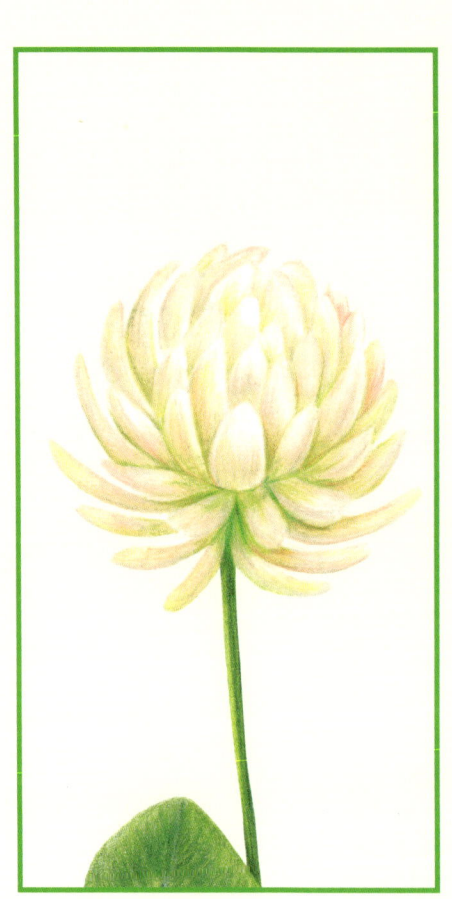

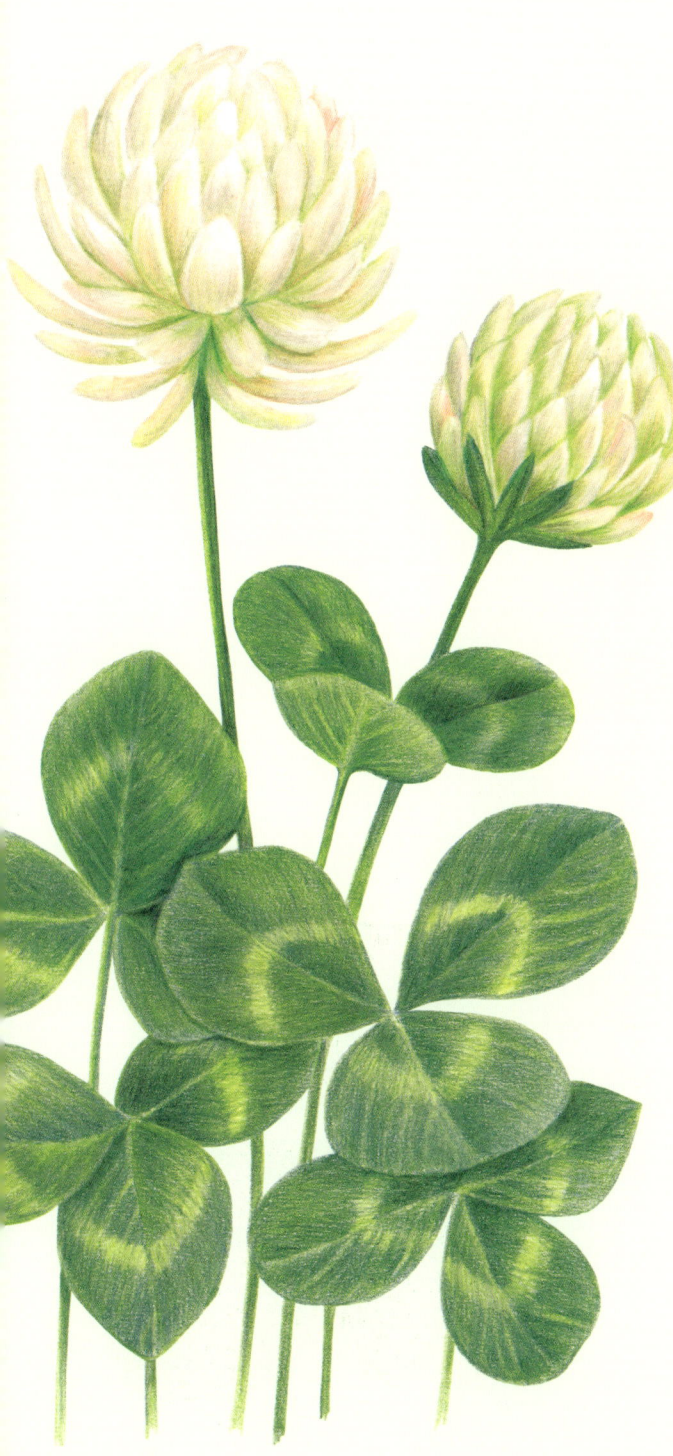

토끼풀로
반지와 목걸이를 만들어
누가누가 더 긴지,
누가누가 더 오래 끼고 있는지
자랑했던 그때가 생각납니다.

해당화

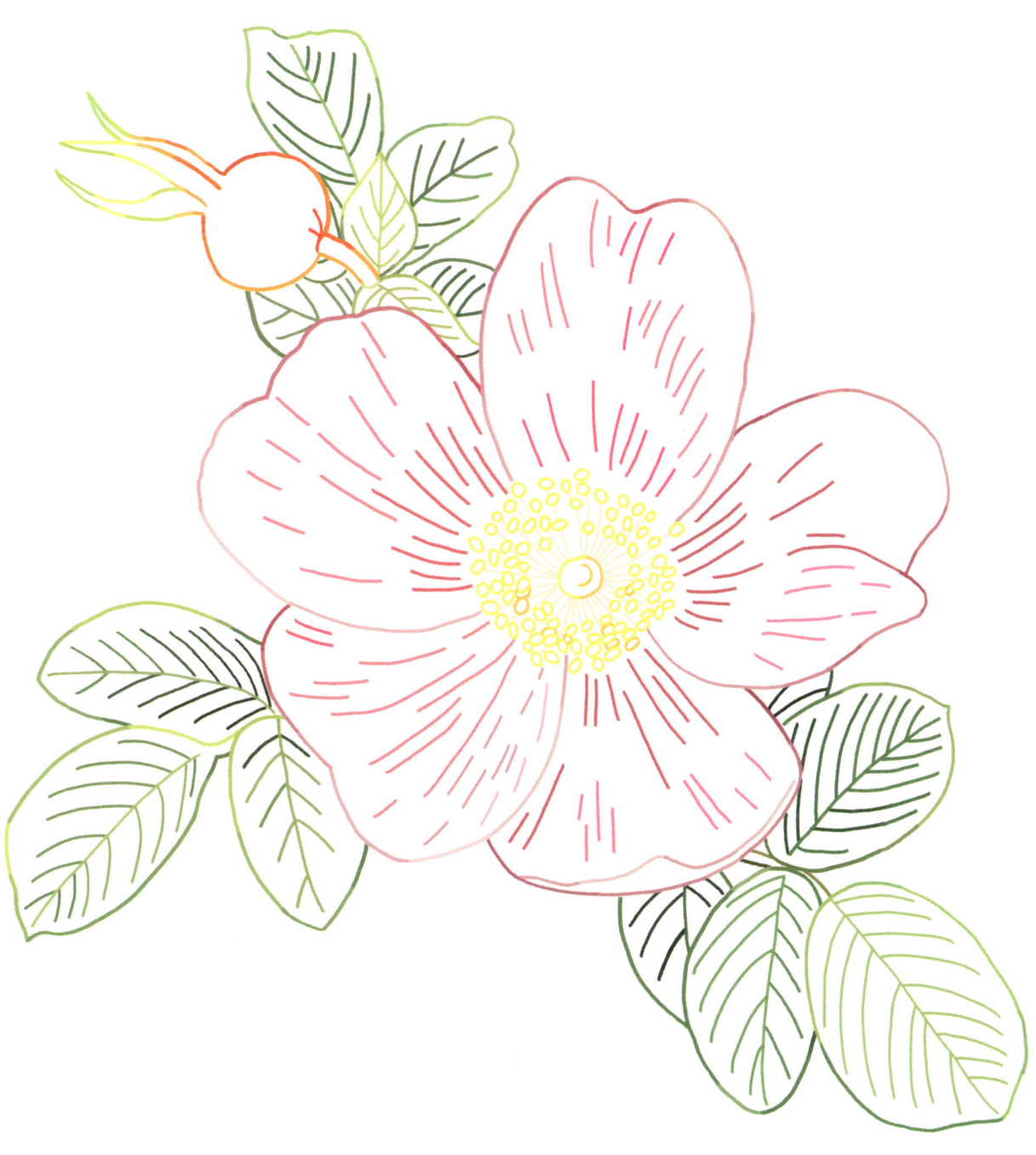

돼지감자꽃

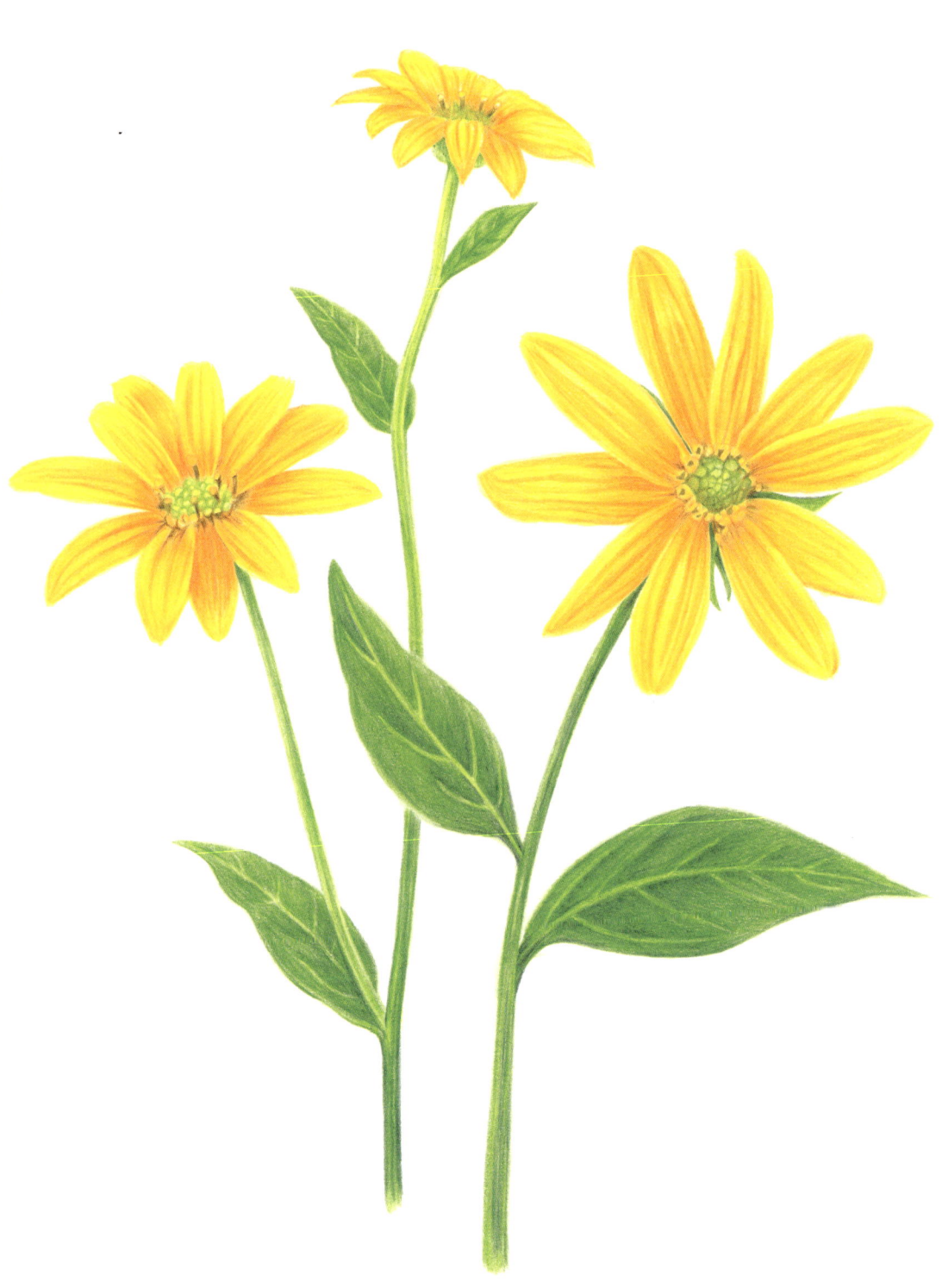

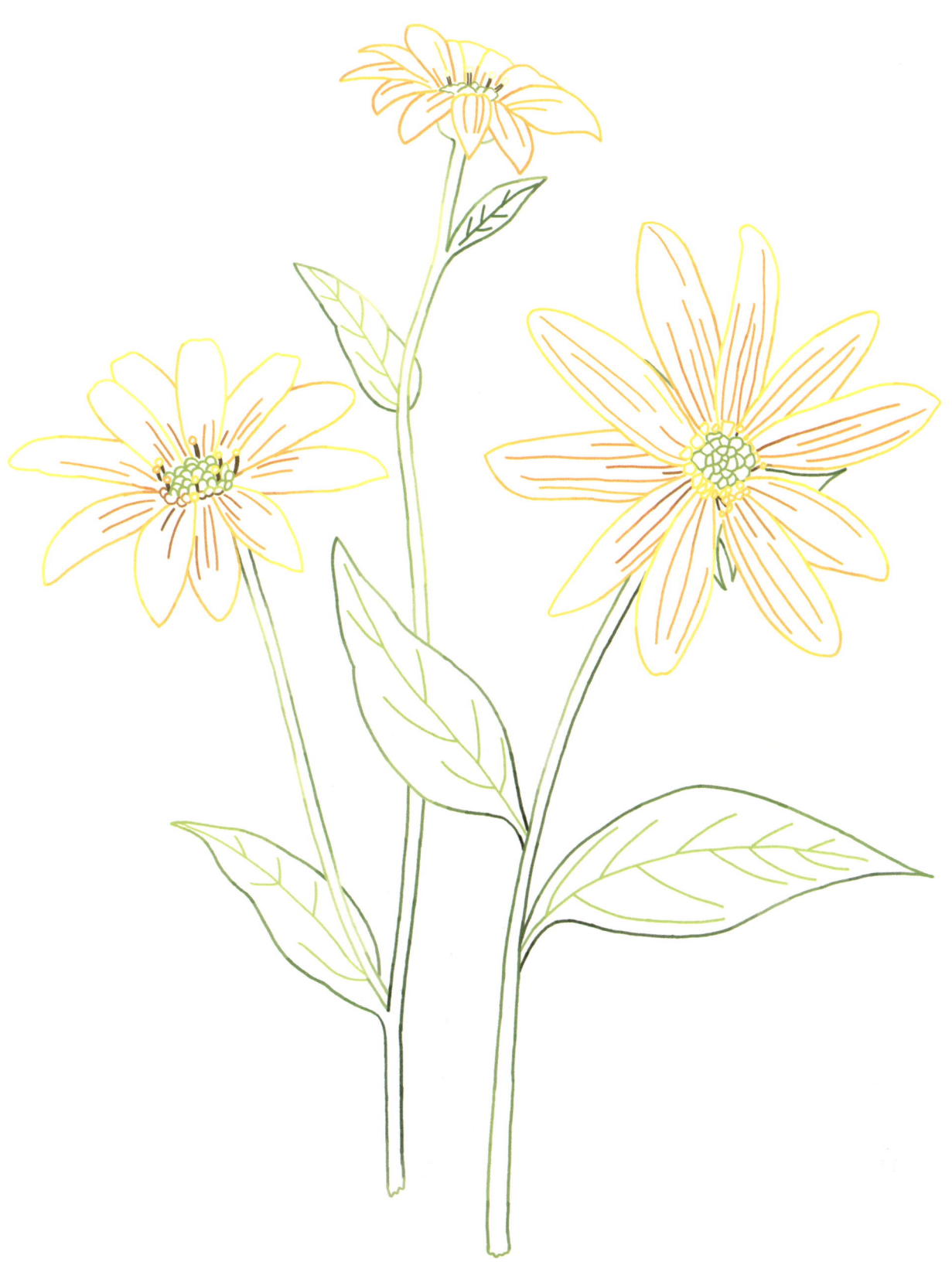

칼라

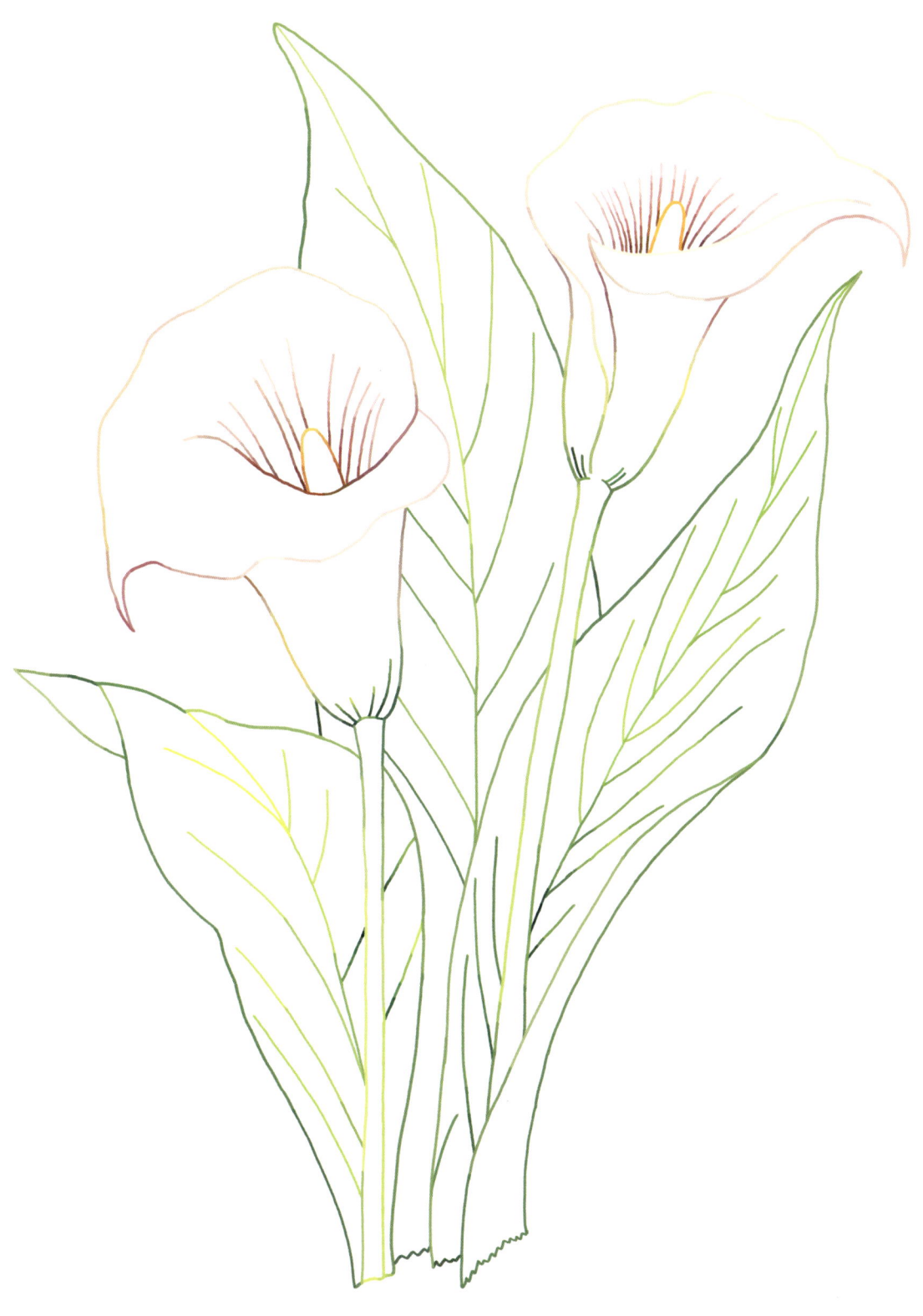

팬지

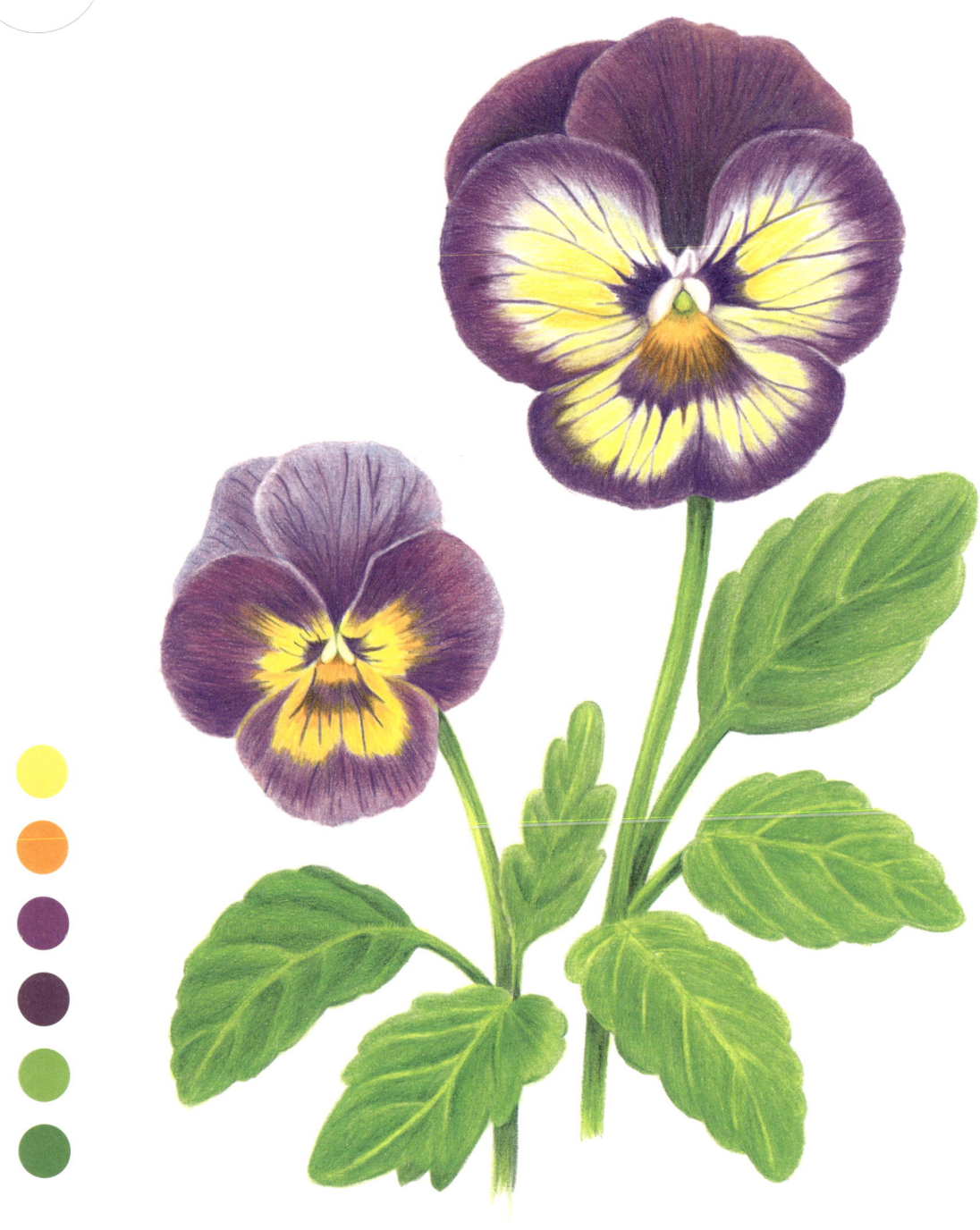

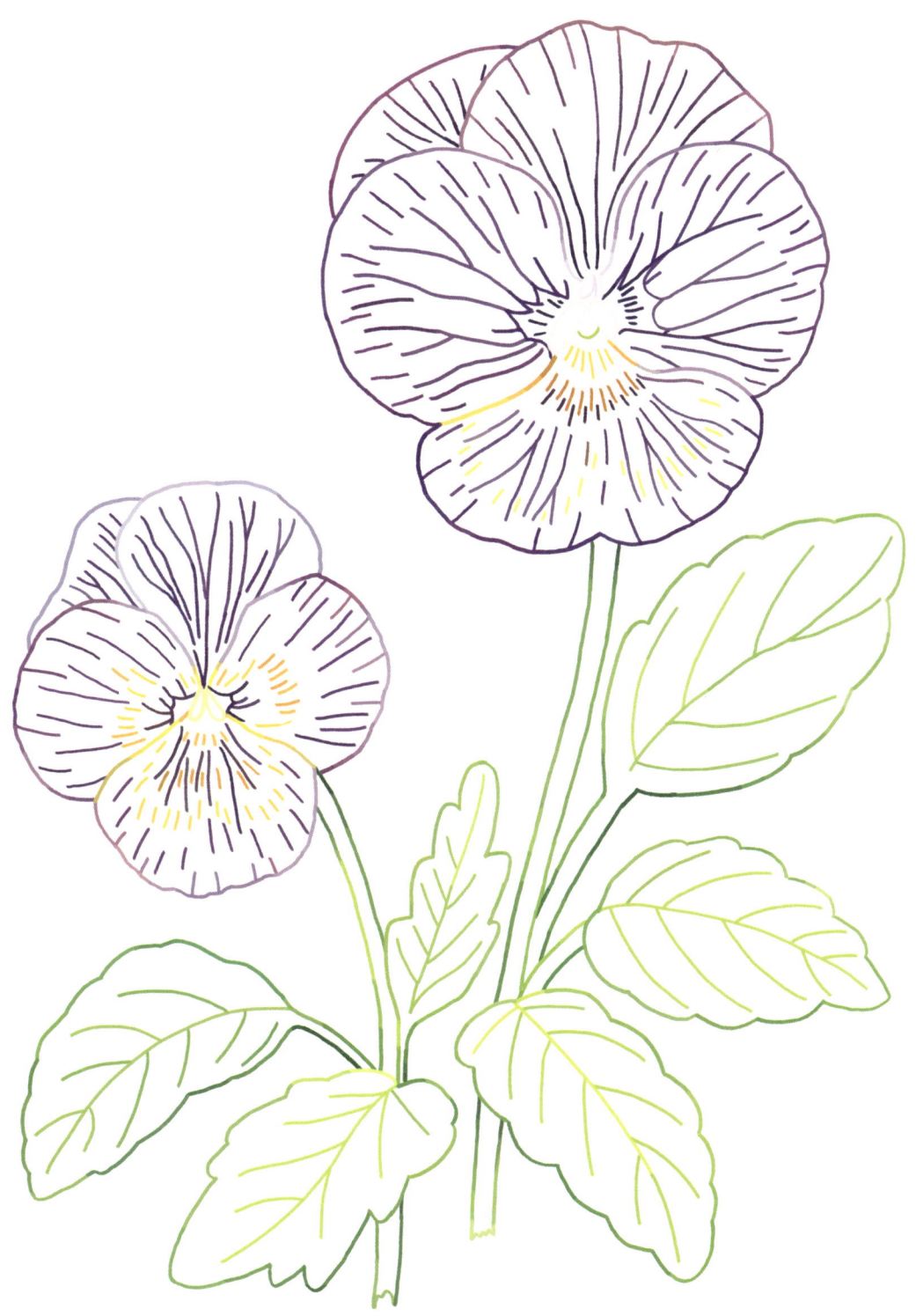

진달래

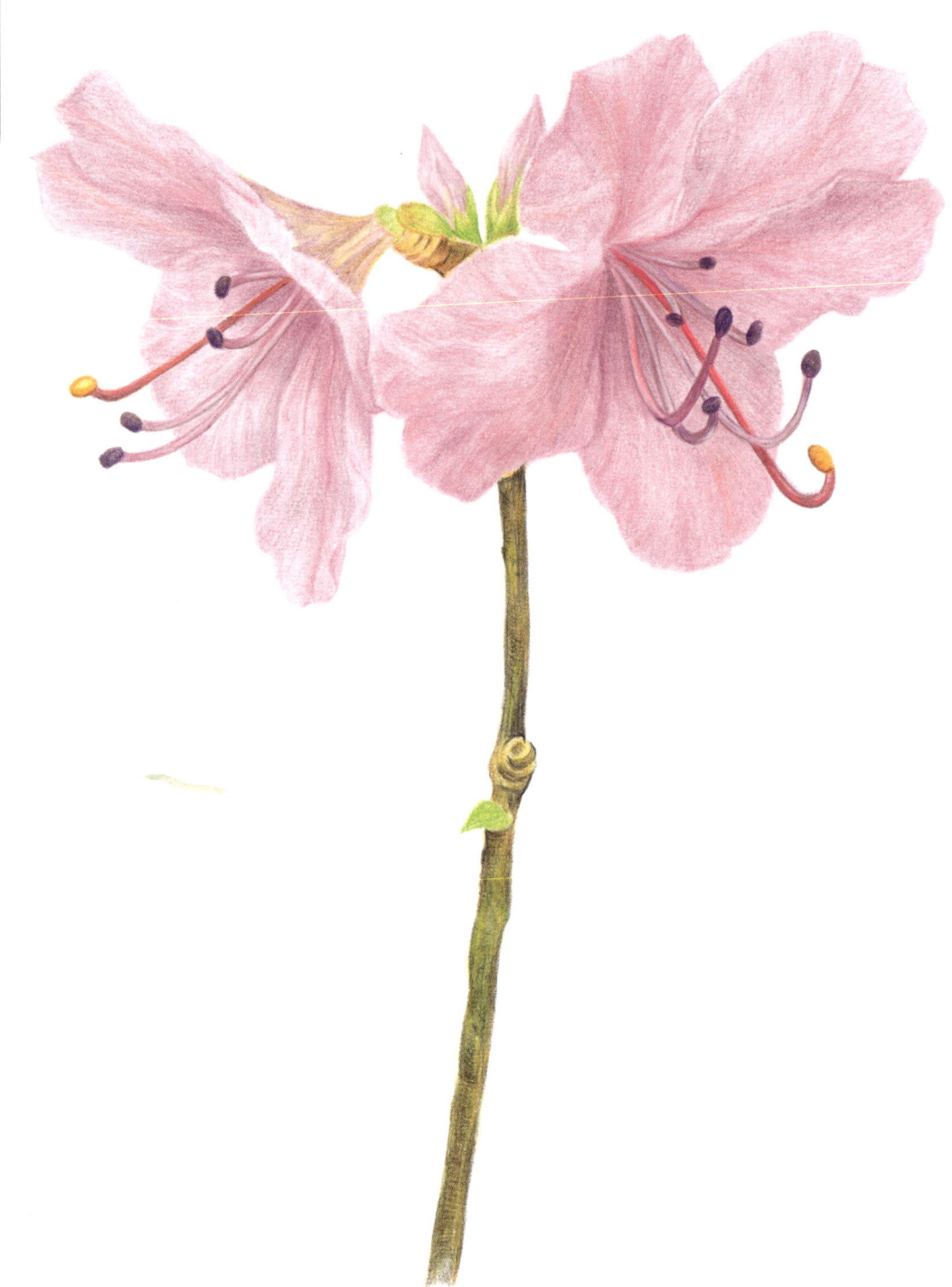

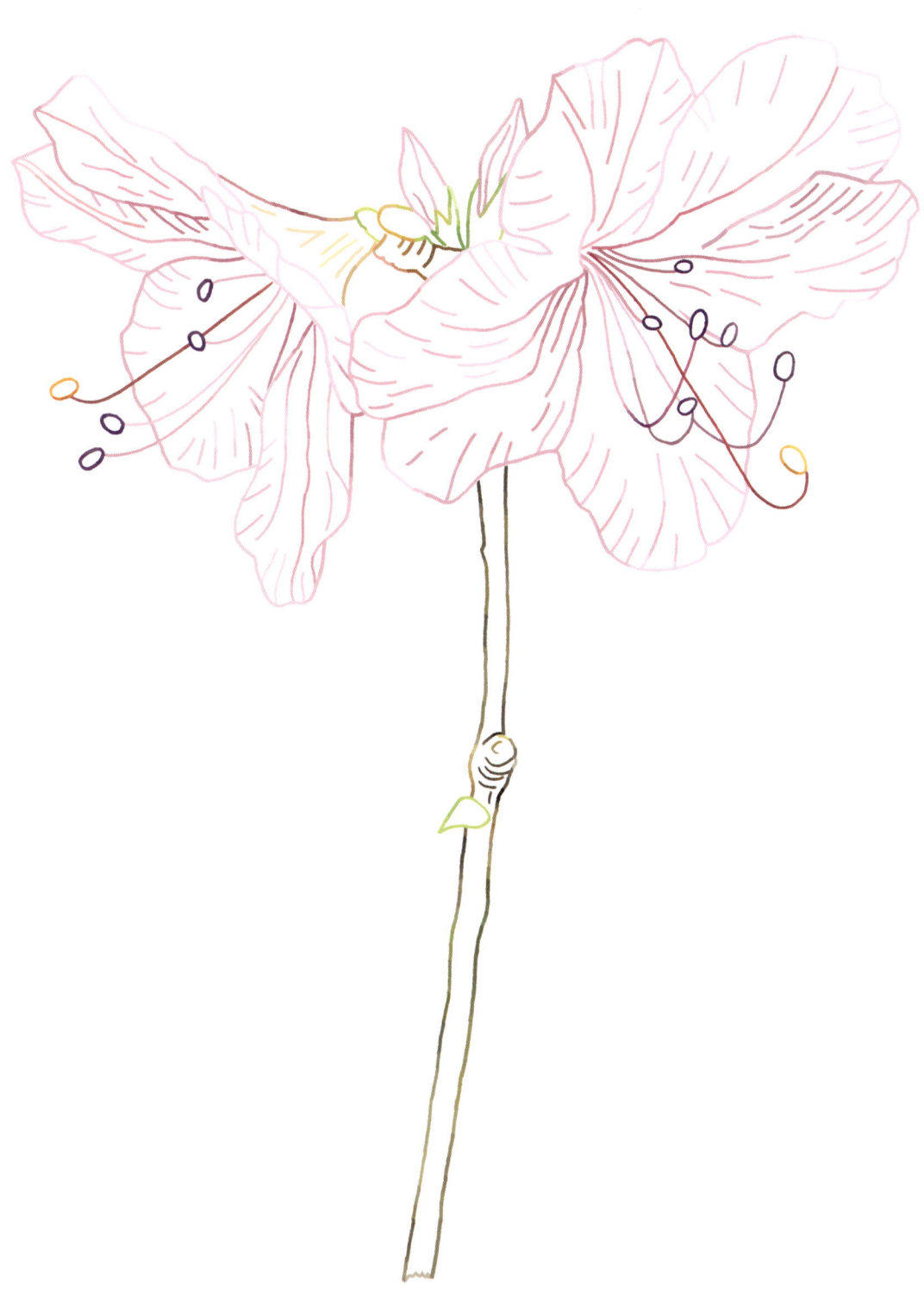

토끼풀

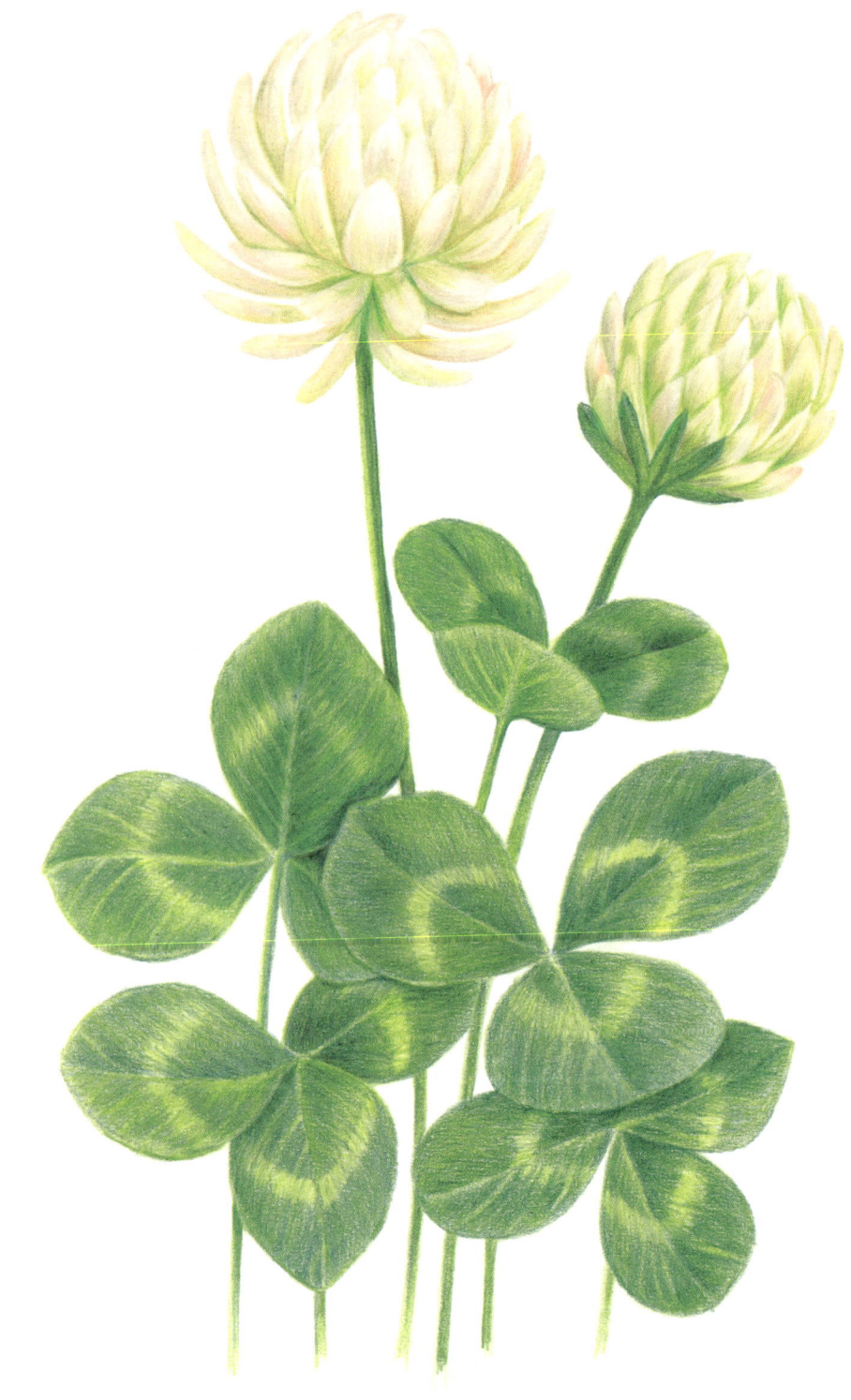

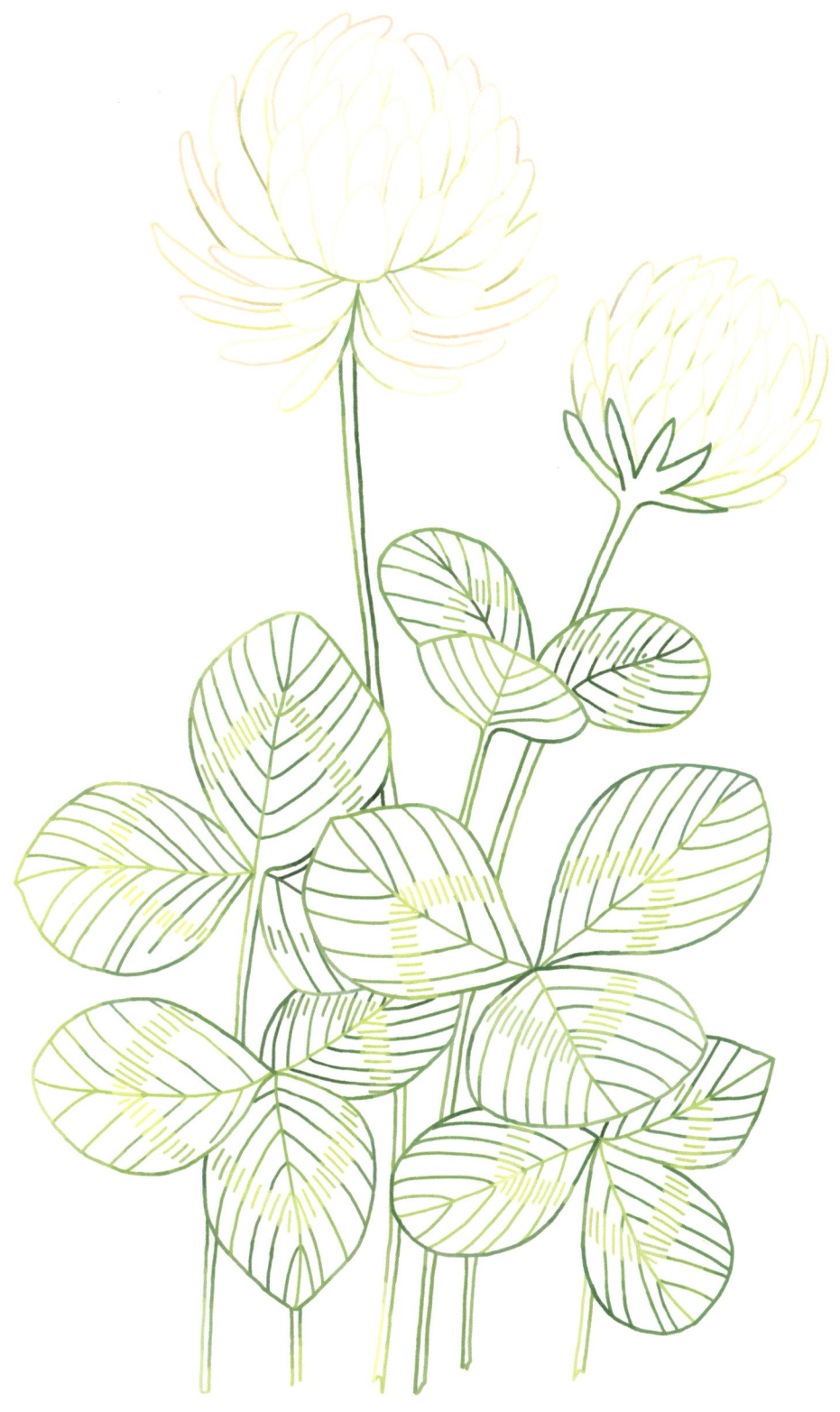

금낭화

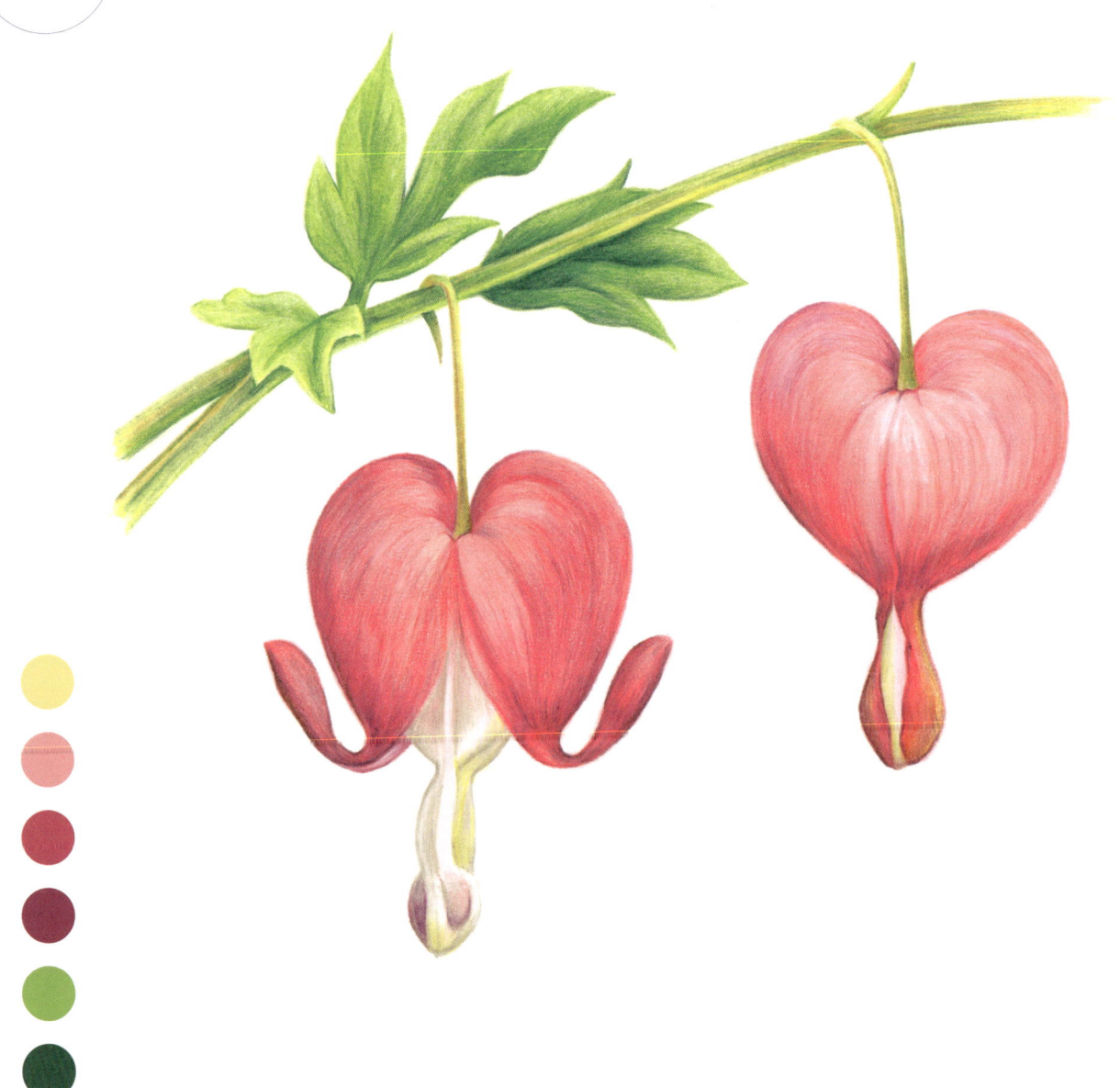

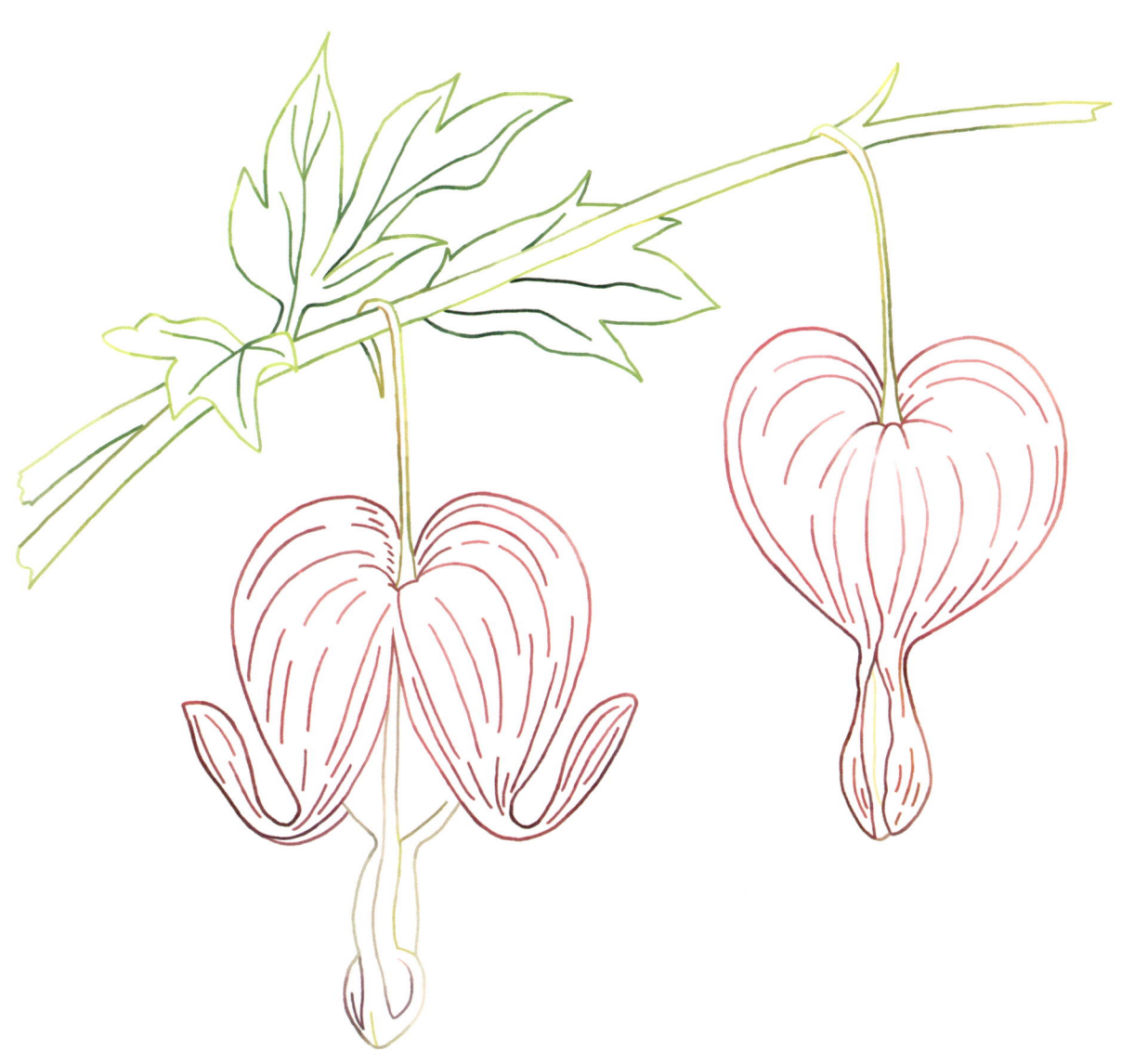

물망초

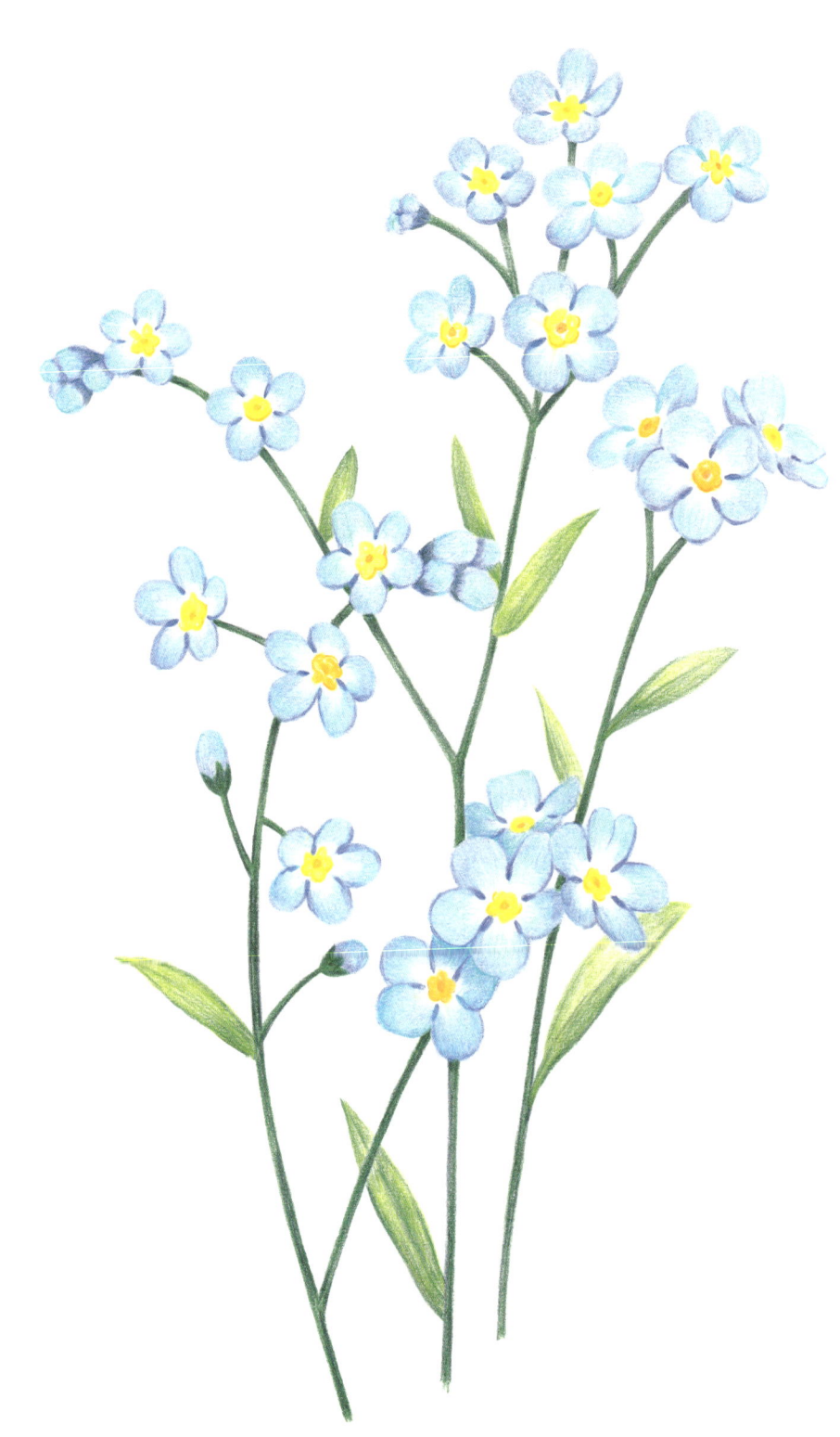

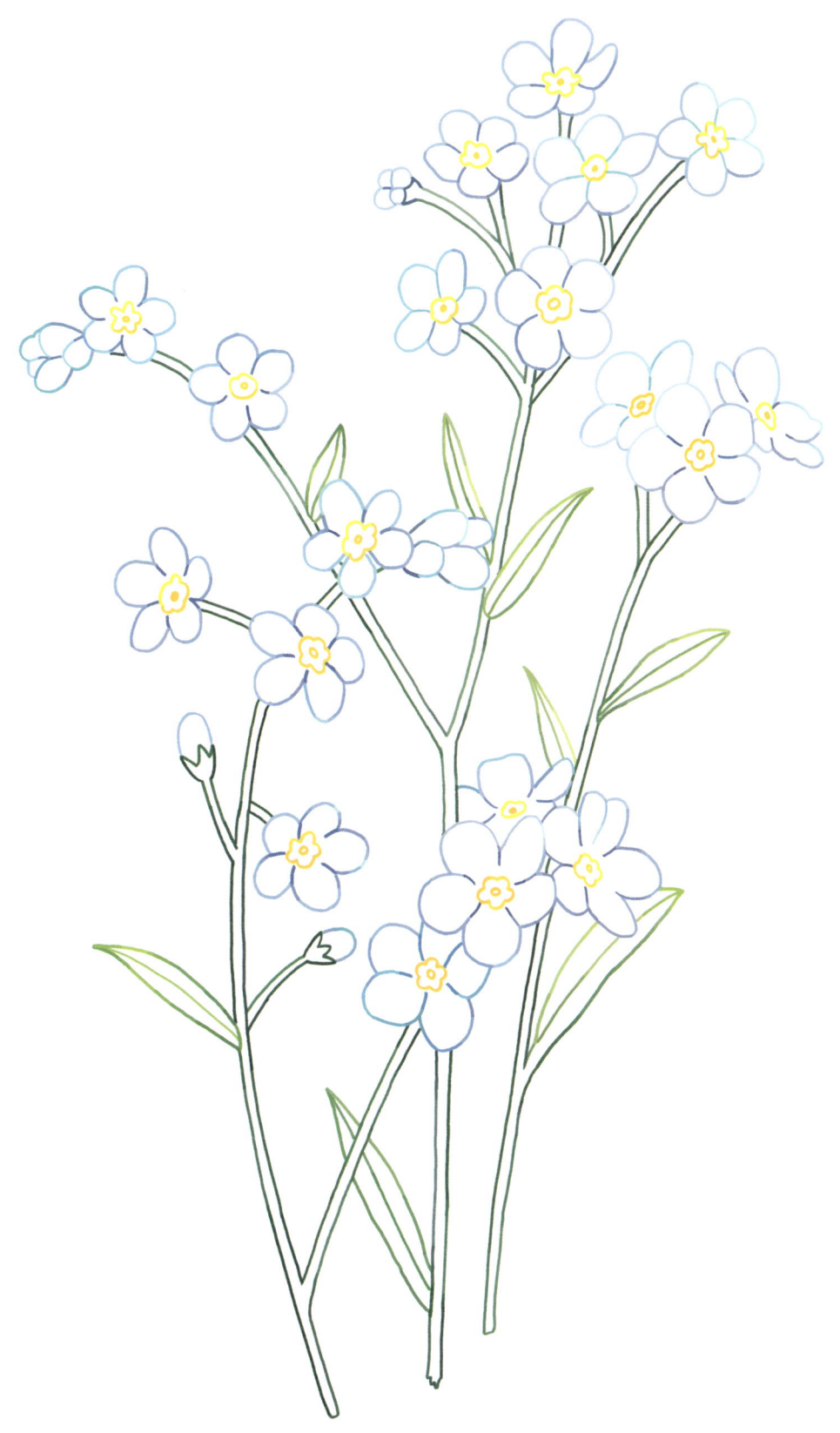

백일홍

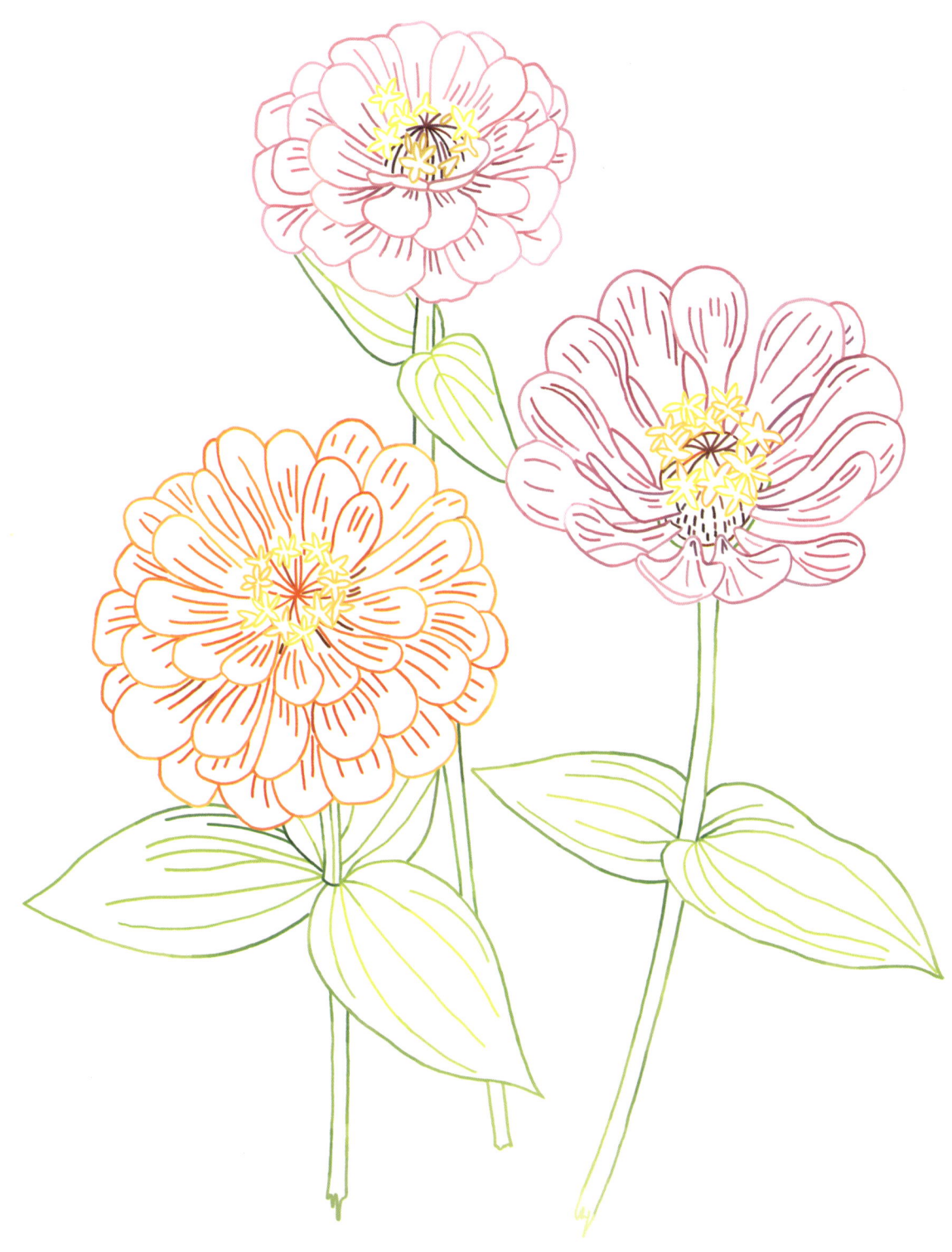

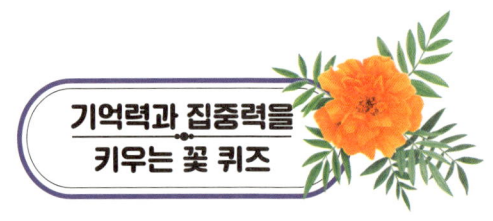

기억력과 집중력을 키우는 꽃 퀴즈

그림을 보고 꽃 이름을 적어보세요.

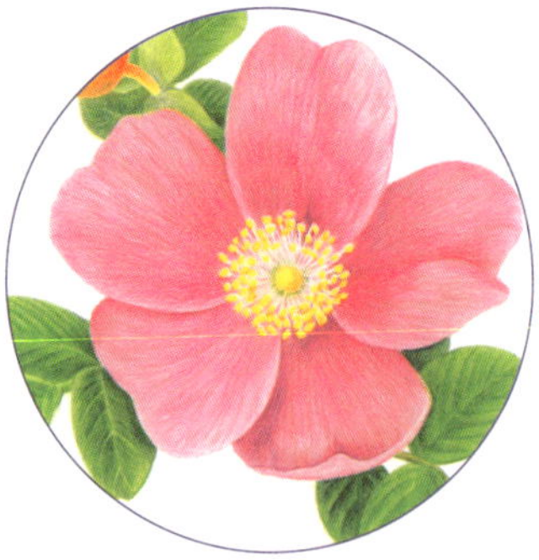

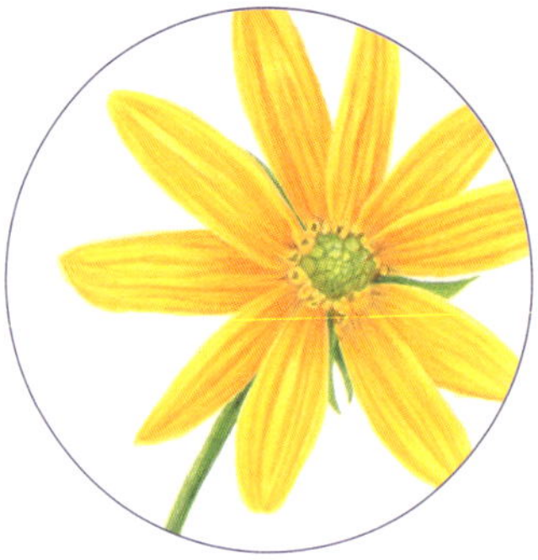

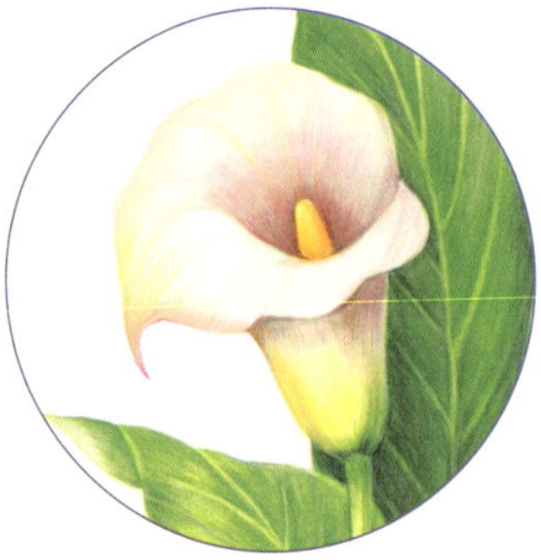

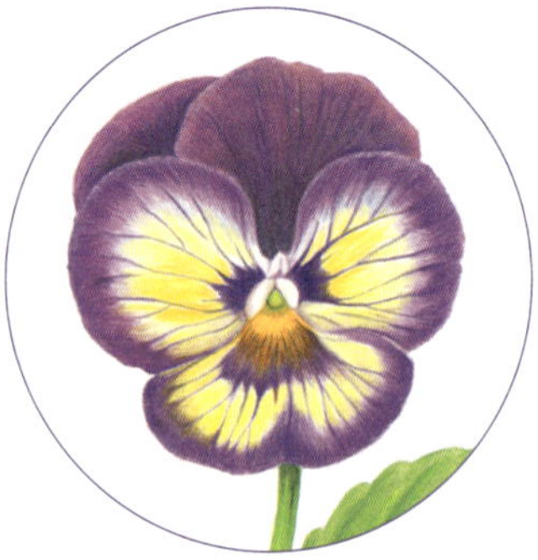

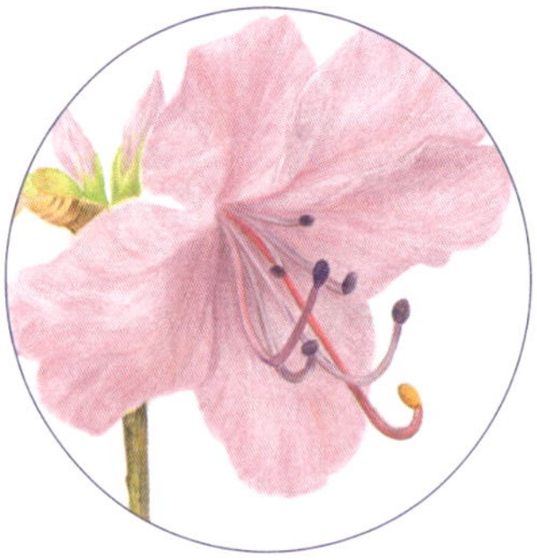

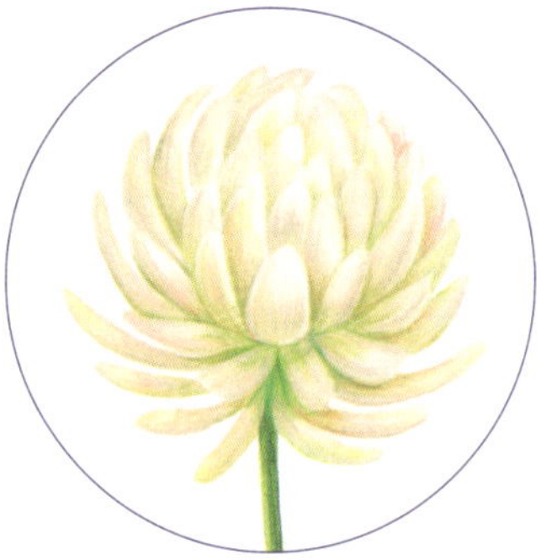

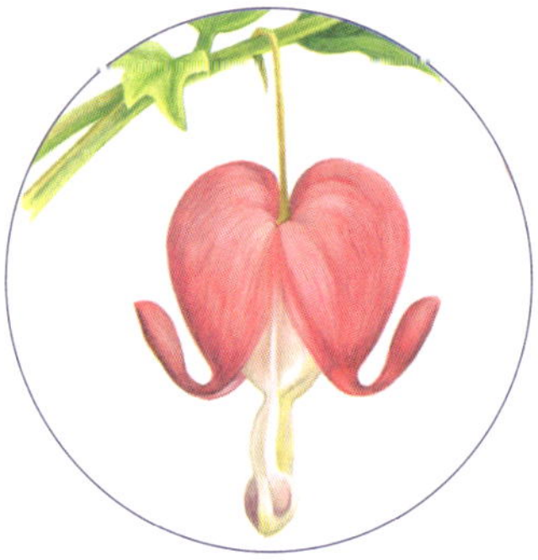

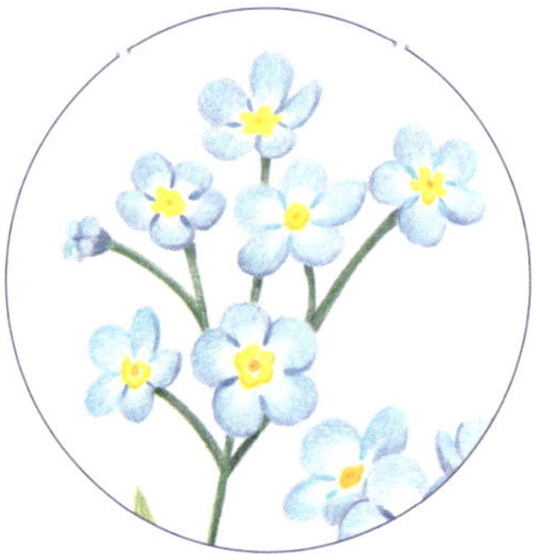

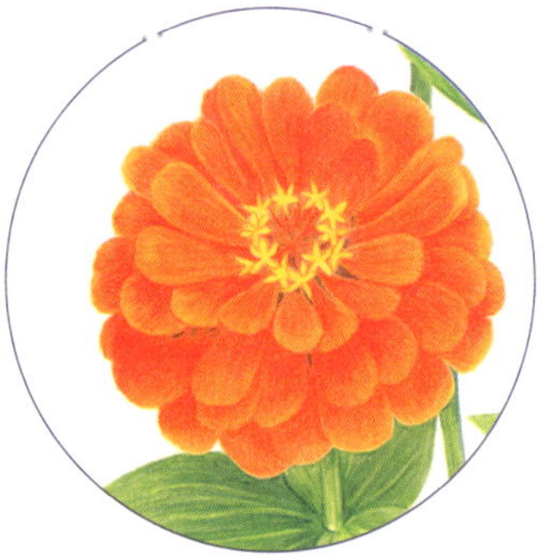

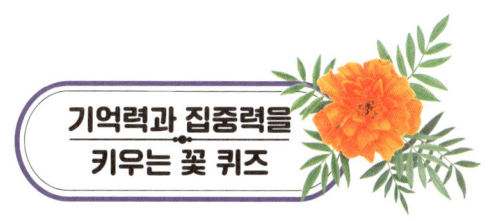

기억력과 집중력을 키우는 꽃 퀴즈

다음은 무슨 꽃의 이파리일까요?
꽃과 이파리를 맞는 것끼리 선으로 이어보세요.

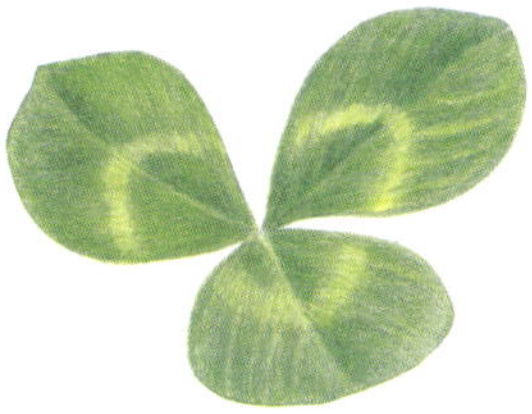

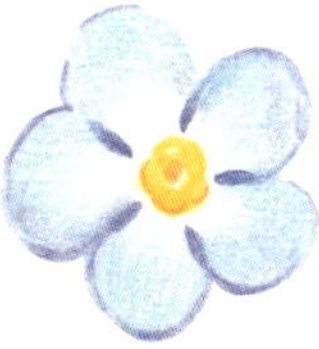

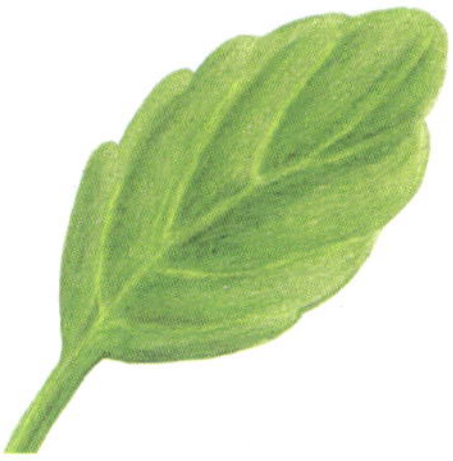

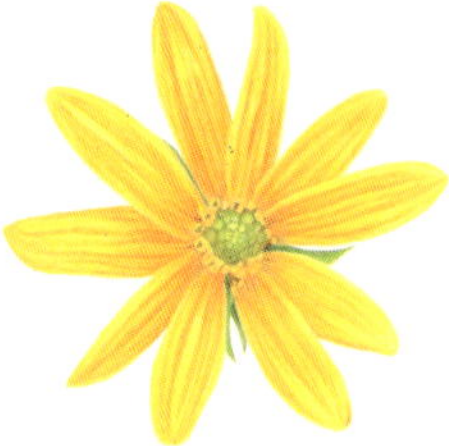

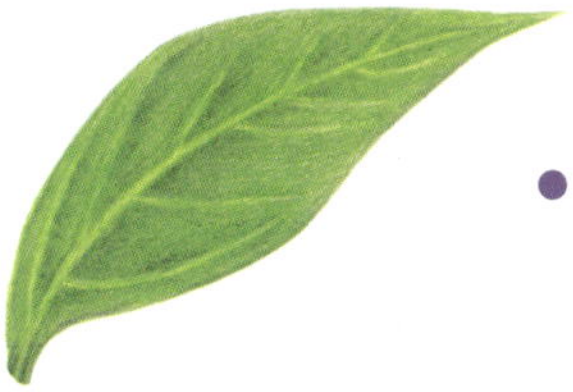

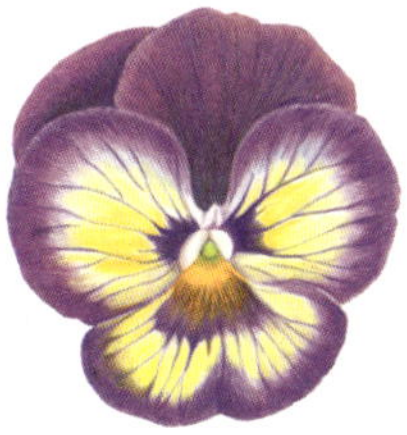

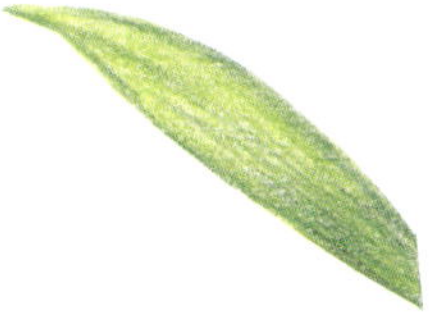

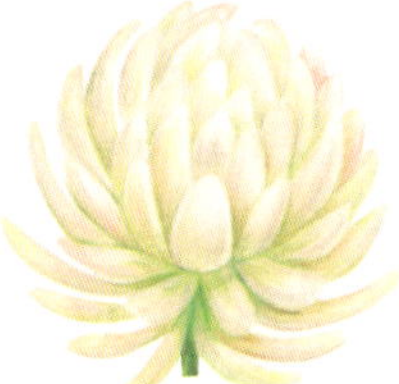

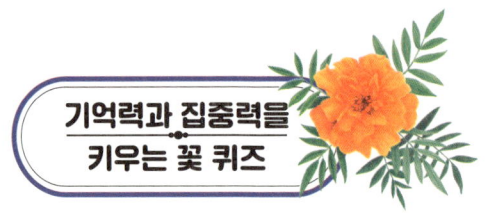

여름과 가을에 꽃이 피는 백일홍 세 송이를 찾아가 보세요.

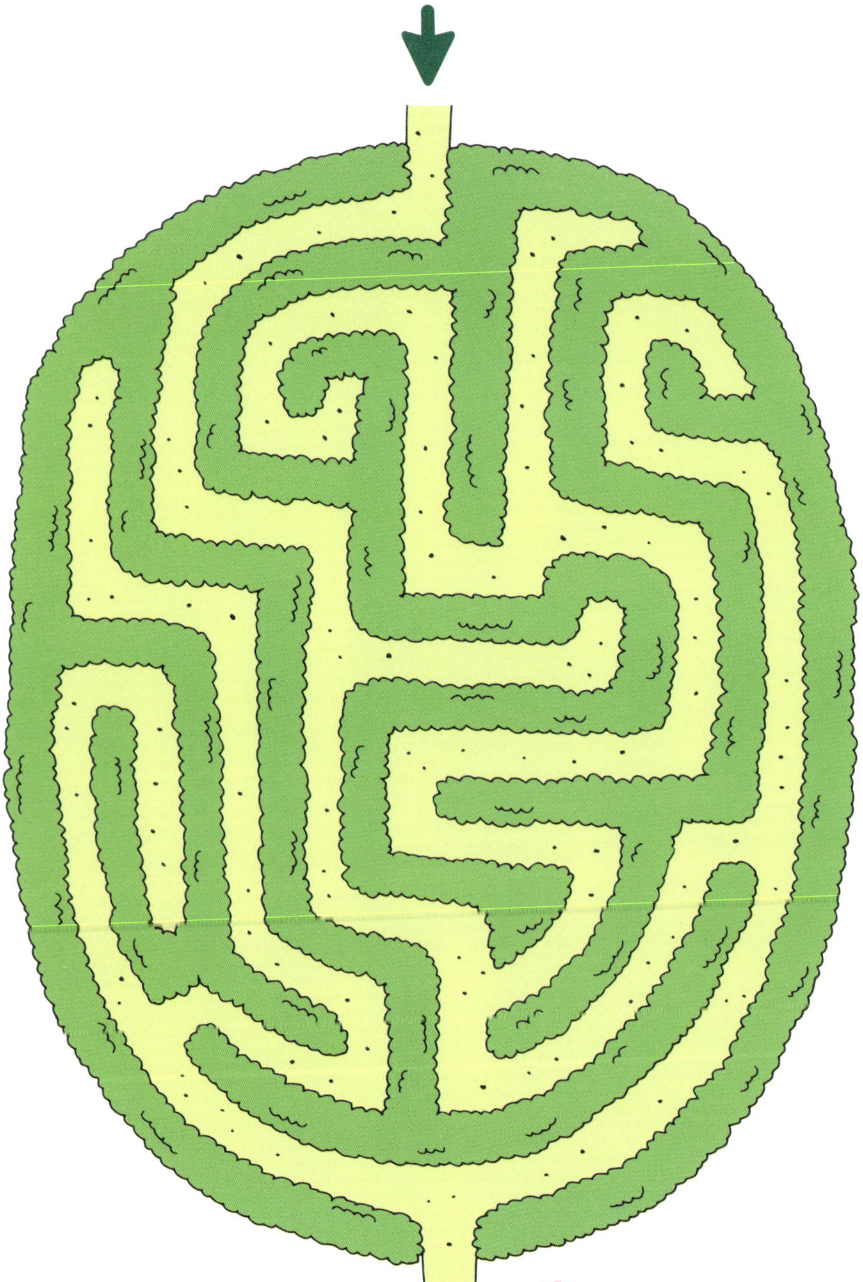

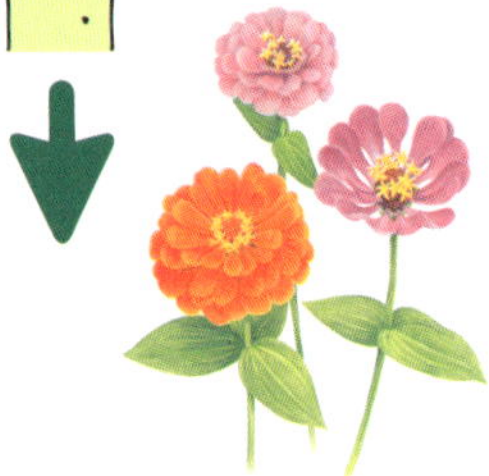

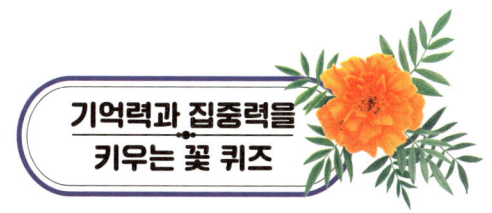

기억력과 집중력을 키우는 꽃 퀴즈

2개의 그림을 자세히 살펴본 다음, 왼쪽 그림과 다른 3개를 찾아 오른쪽 그림에 동그라미 해보세요.

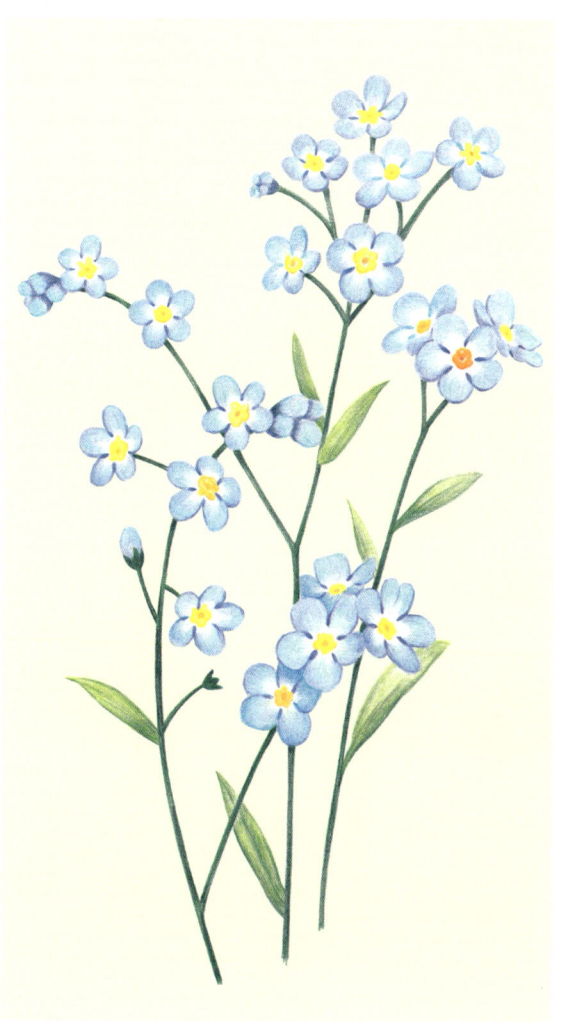
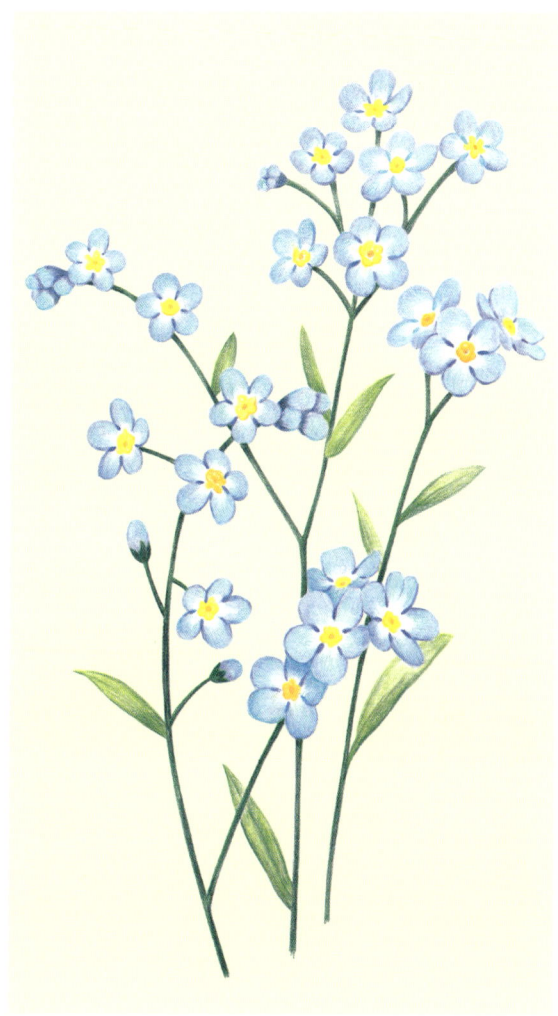

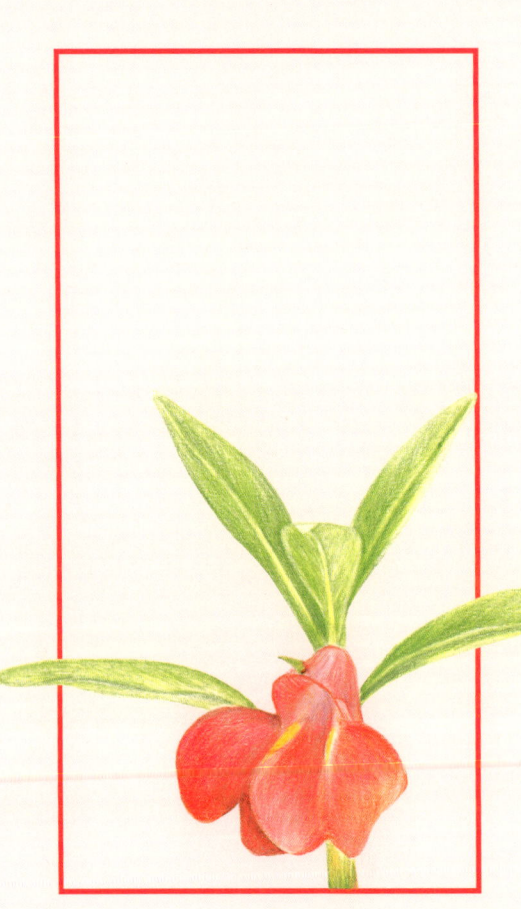

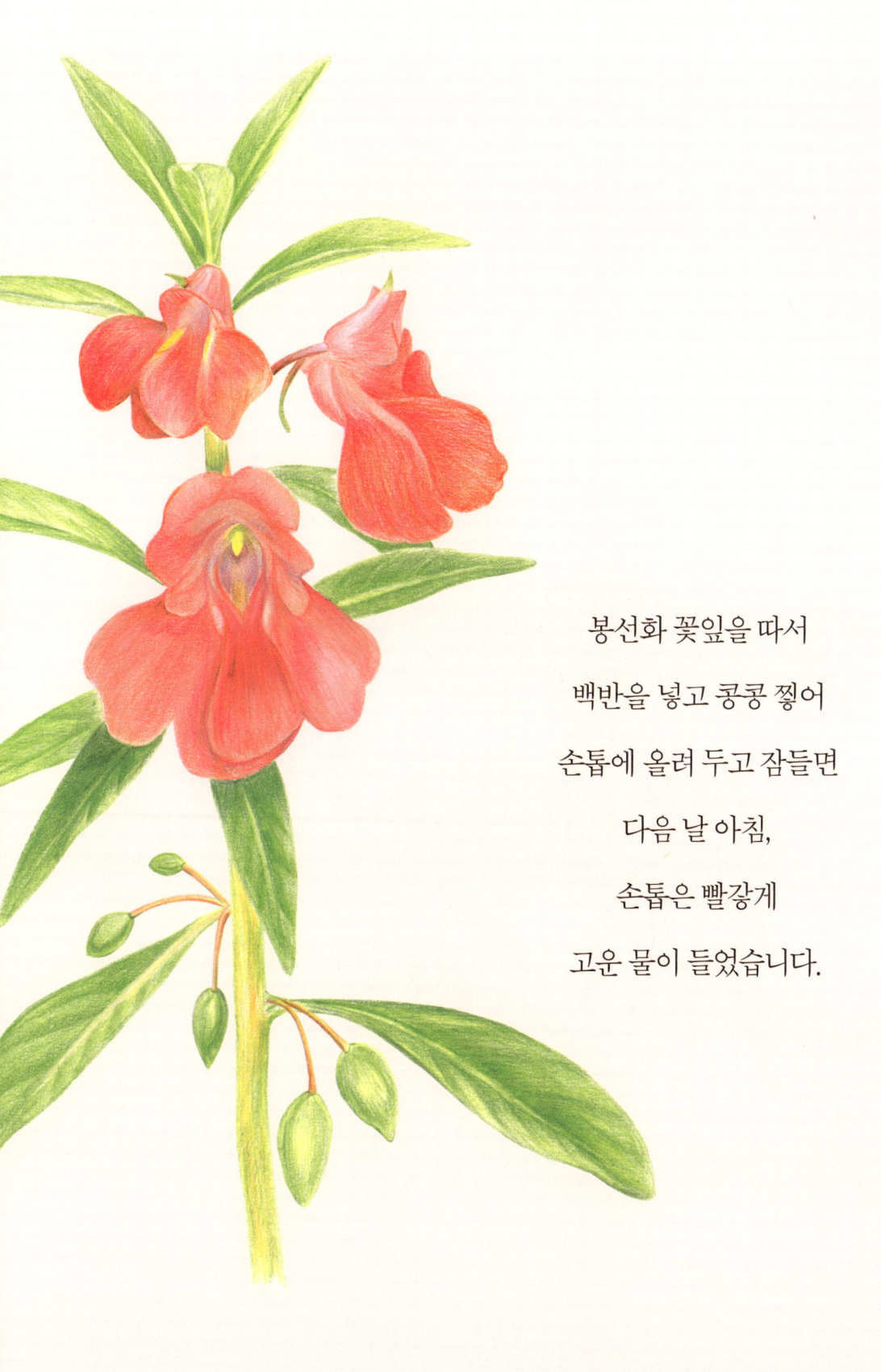

봉선화 꽃잎을 따서

백반을 넣고 콩콩 찧어

손톱에 올려 두고 잠들면

다음 날 아침,

손톱은 빨갛게

고운 물이 들었습니다.

마리골드

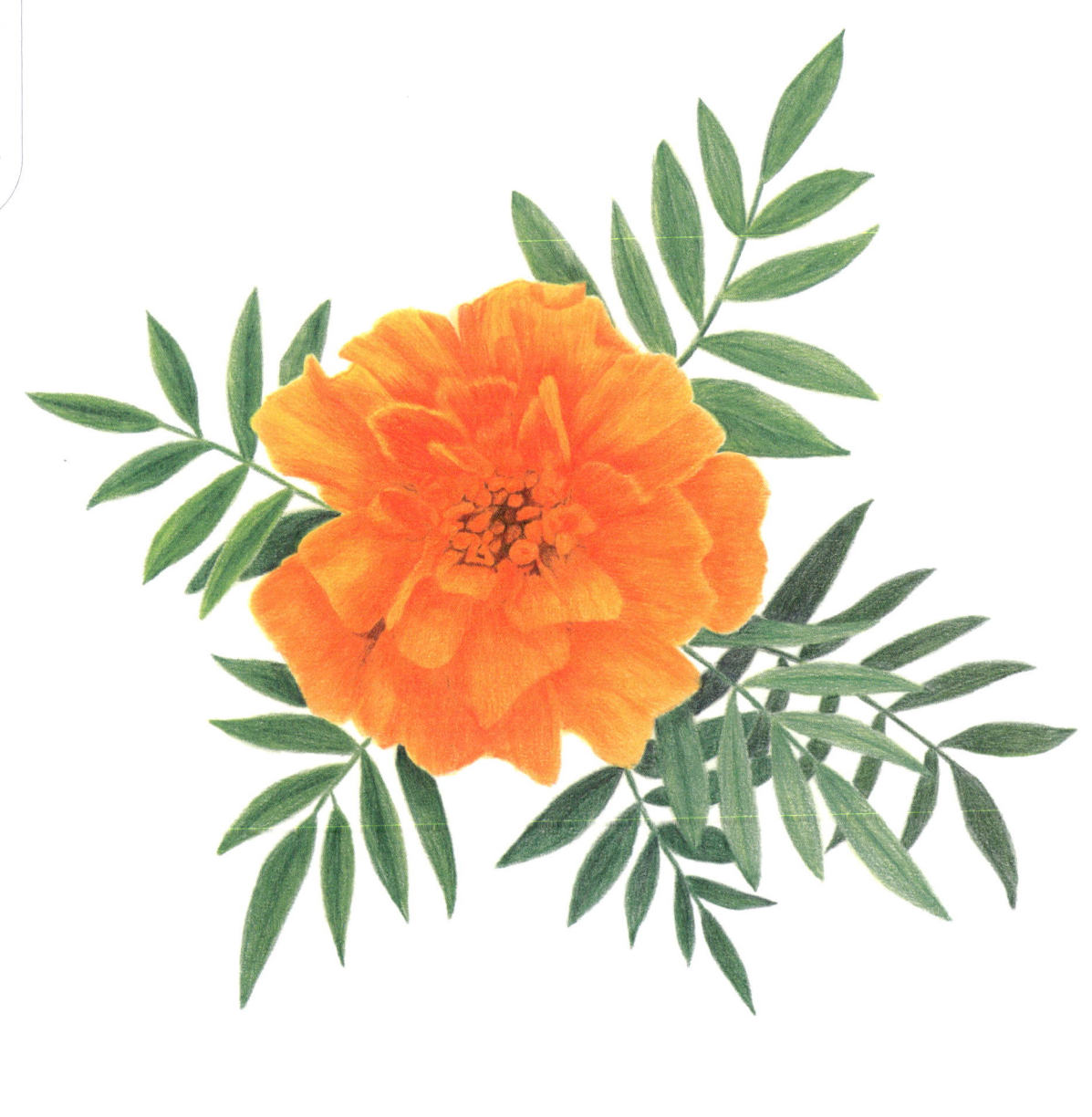

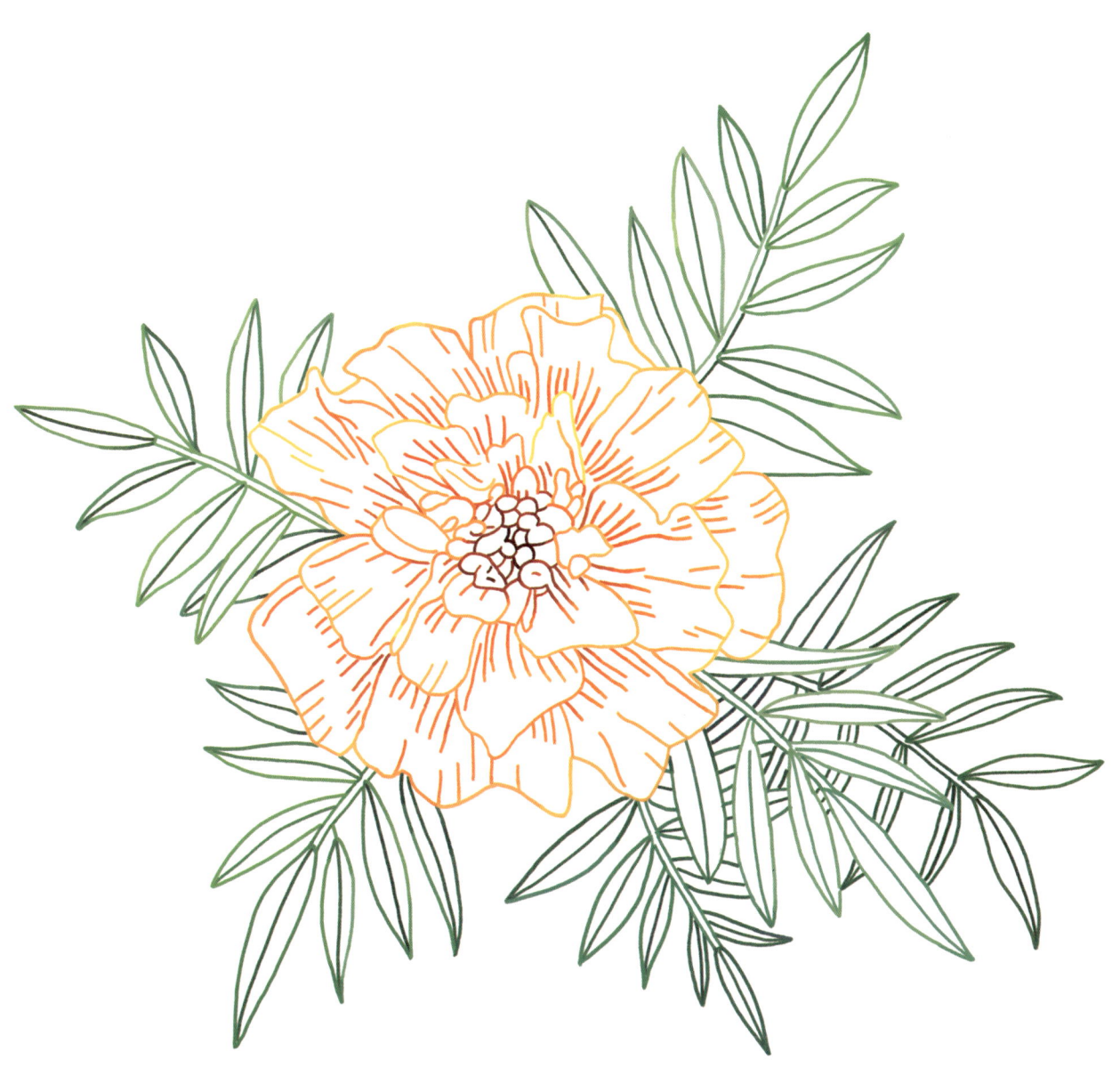

백합

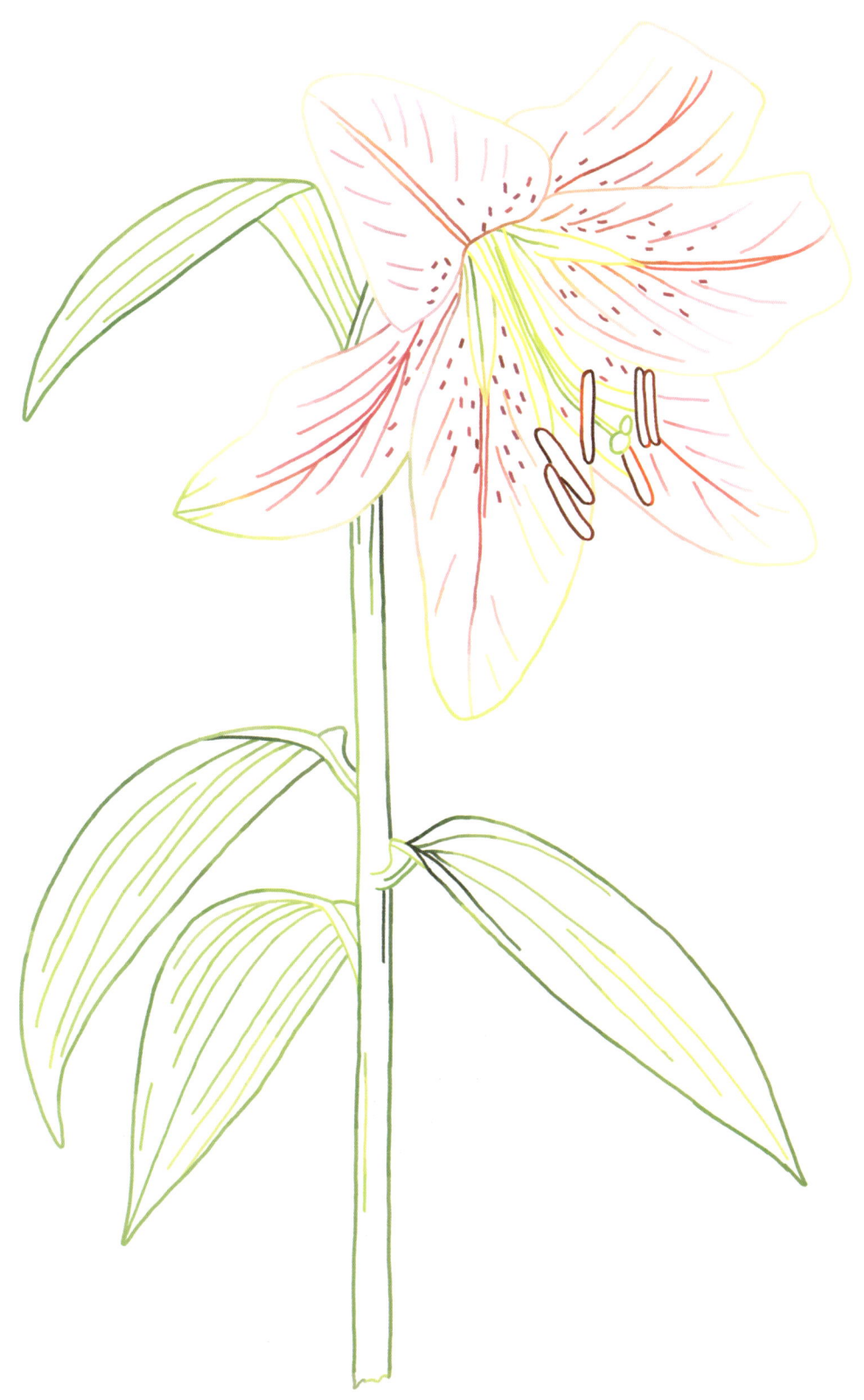

호접란

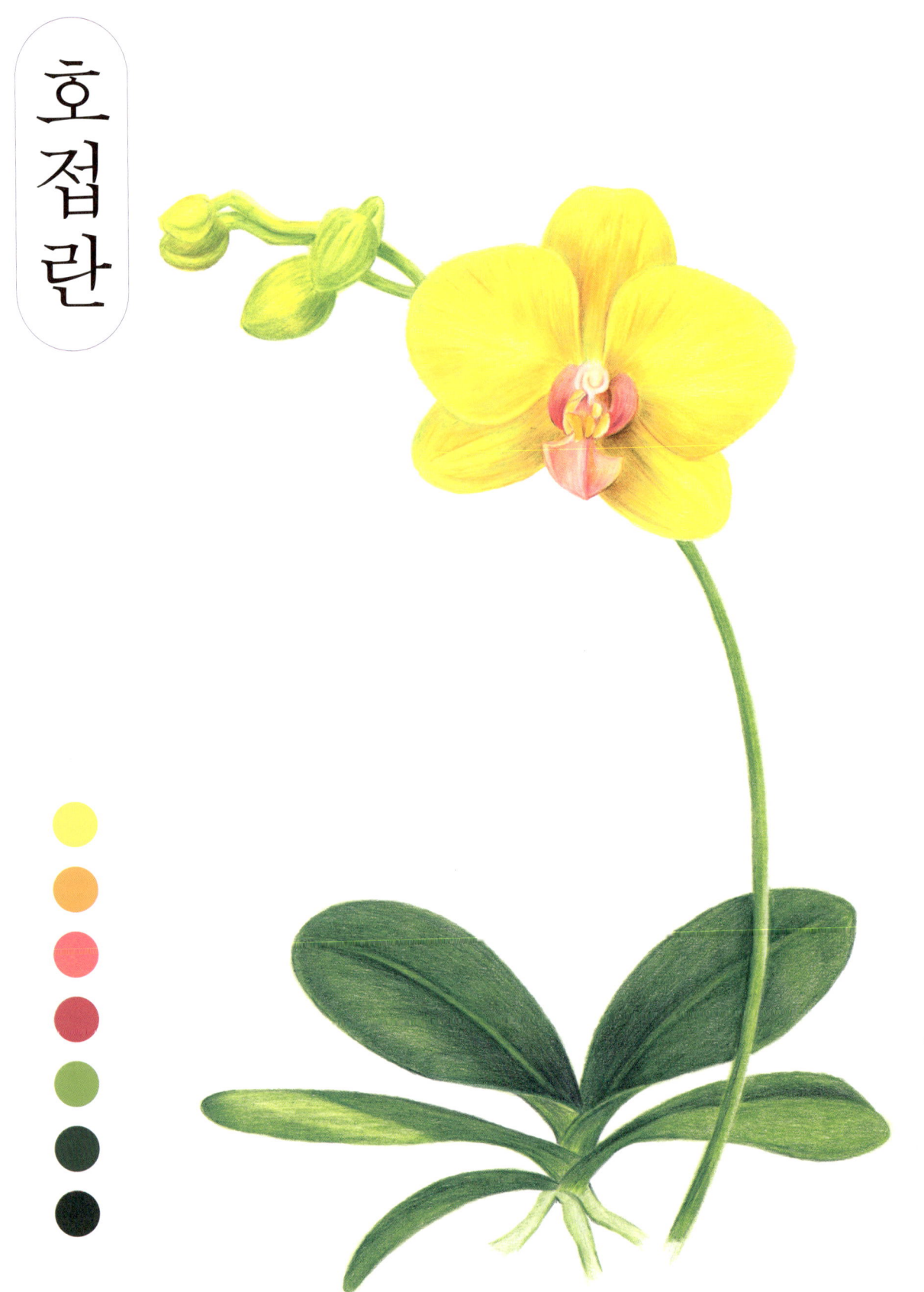

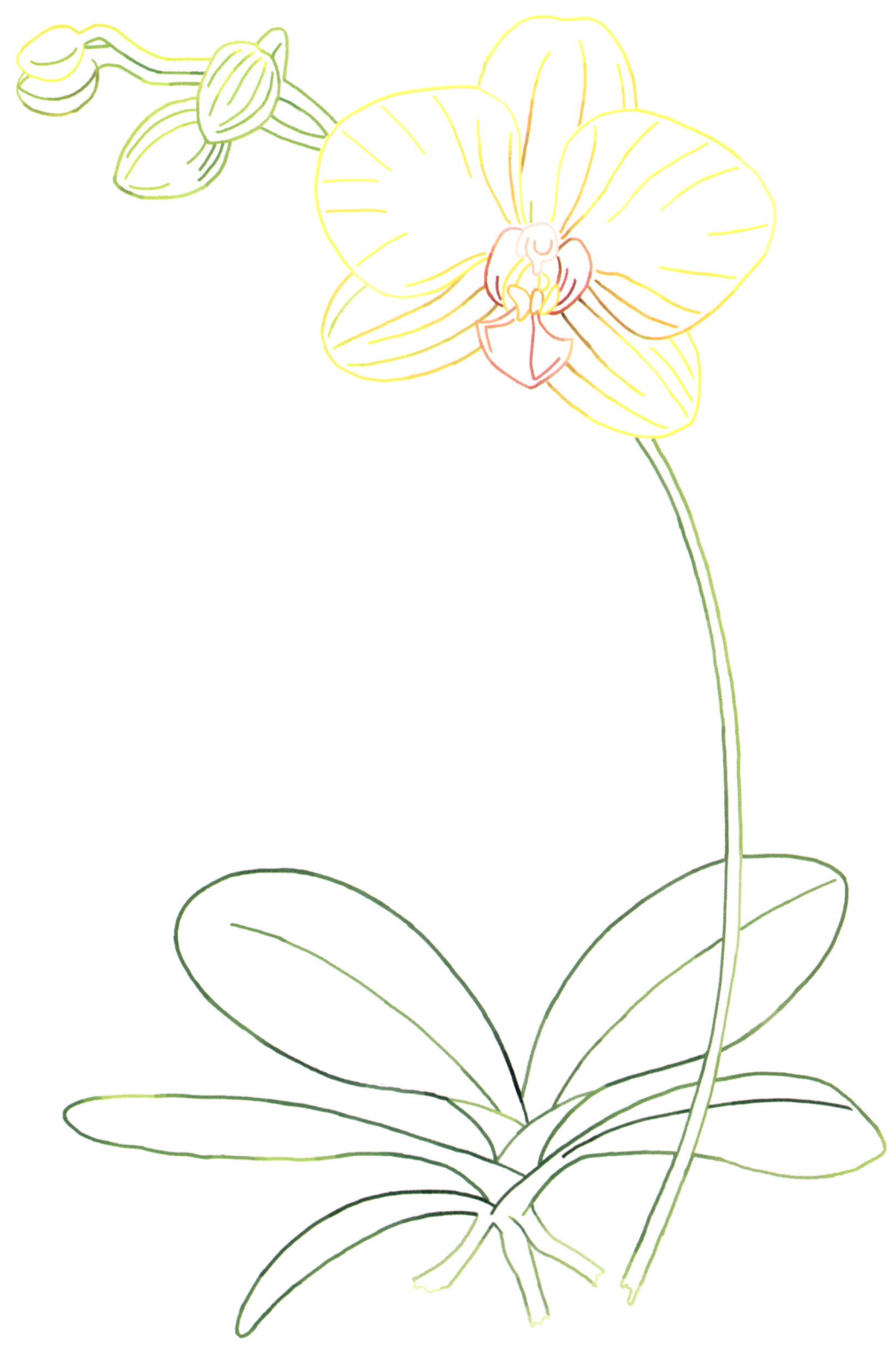

명자꽃

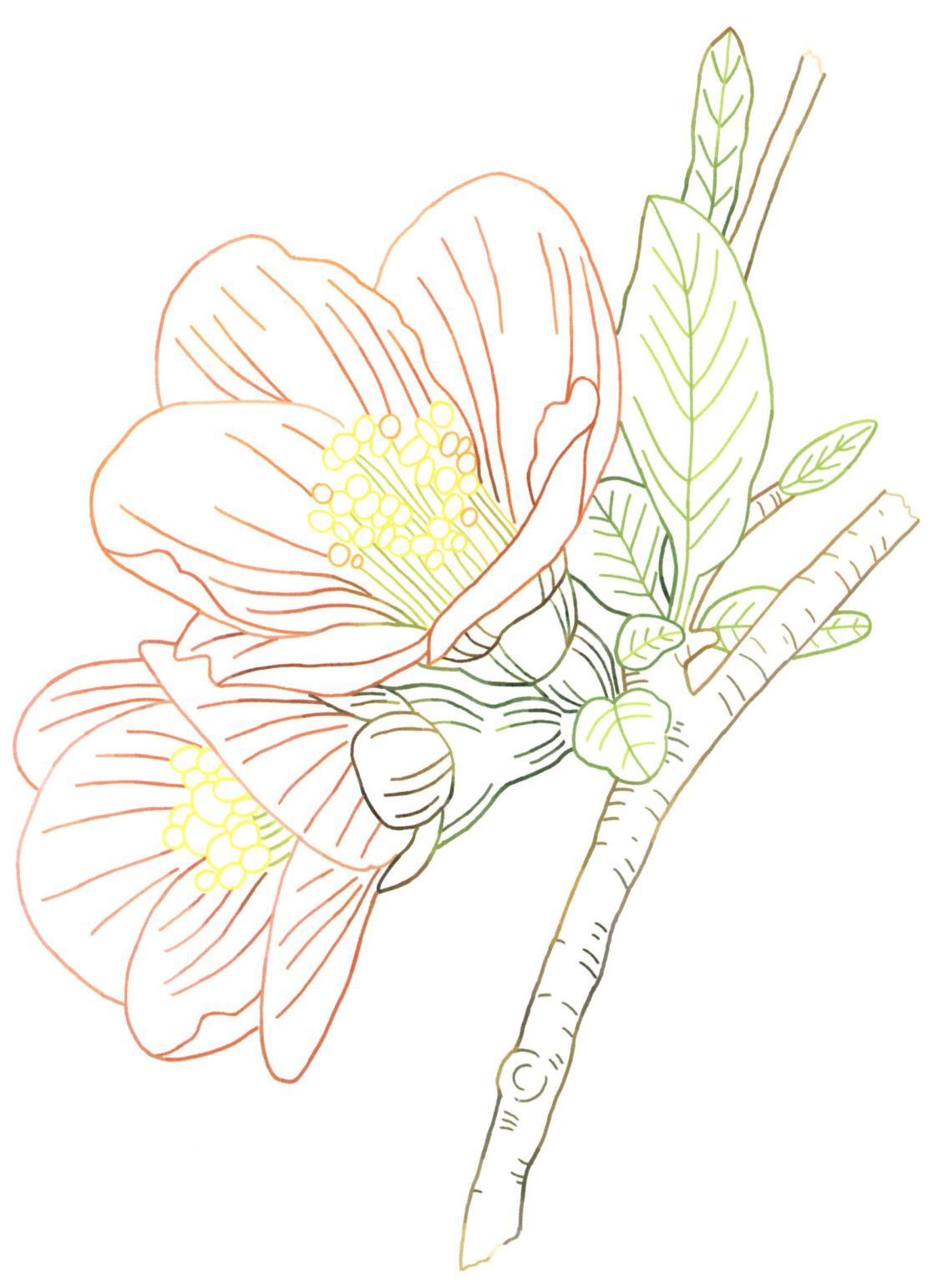

매발톱꽃

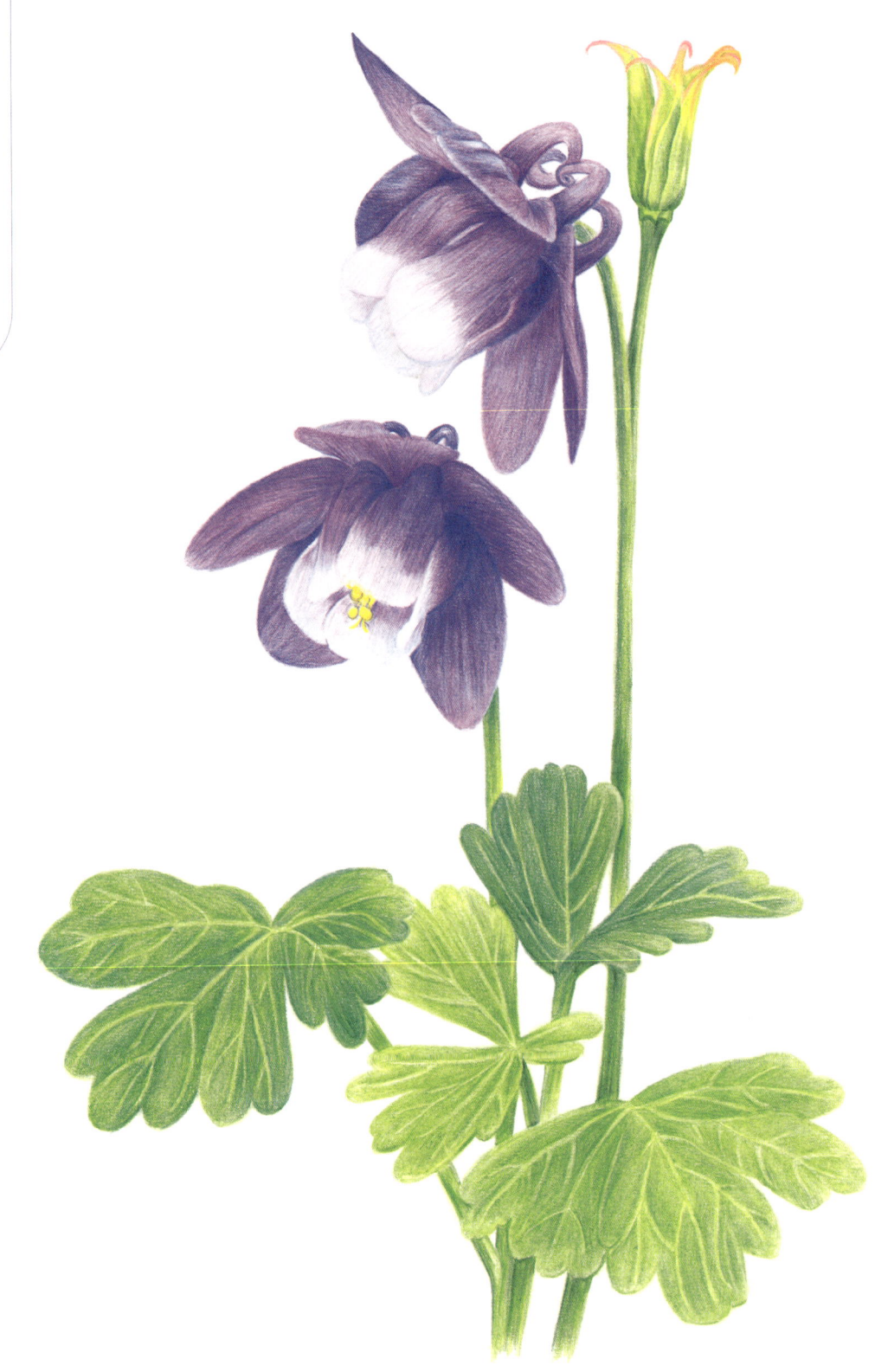

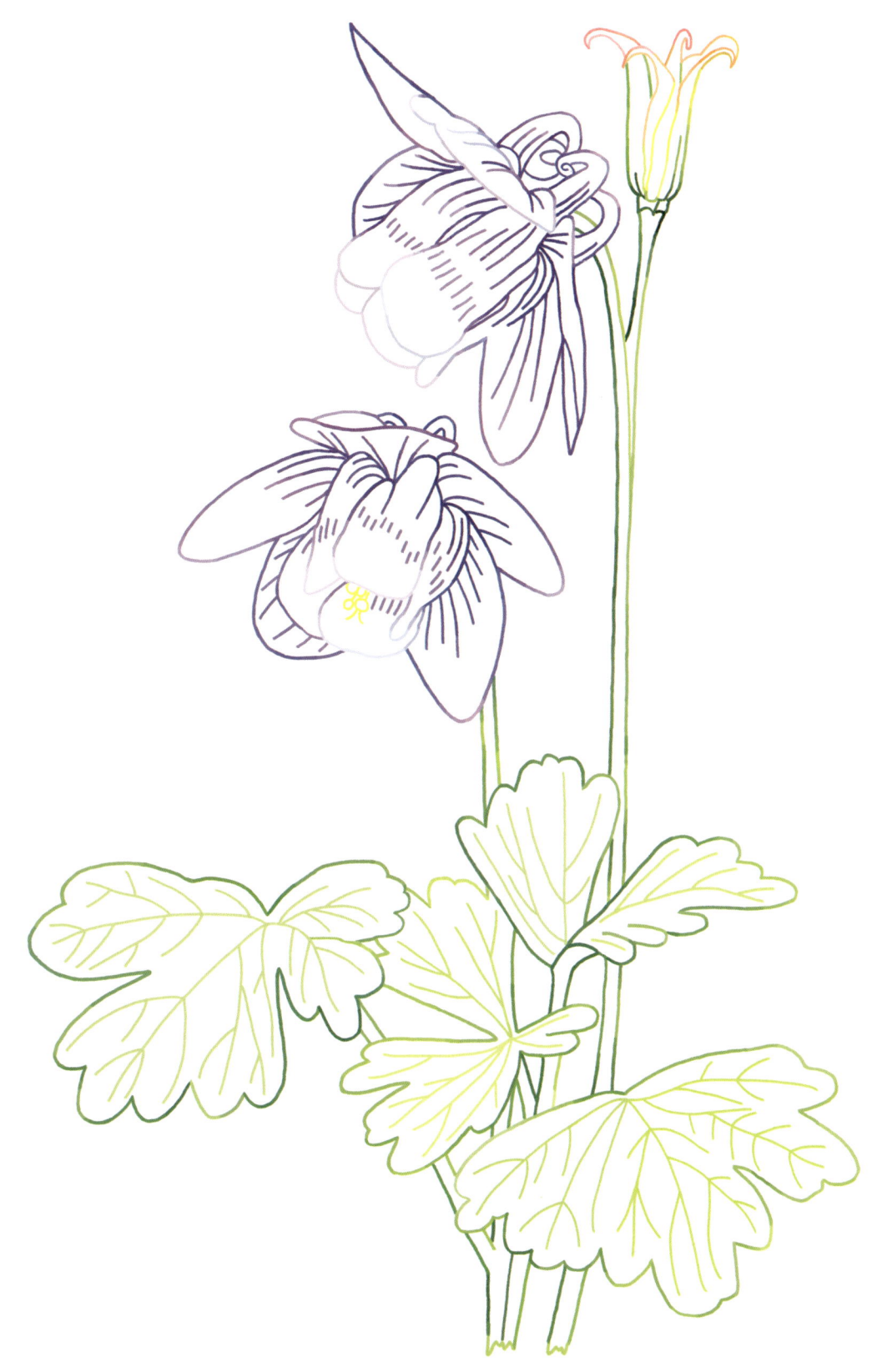

봉선화

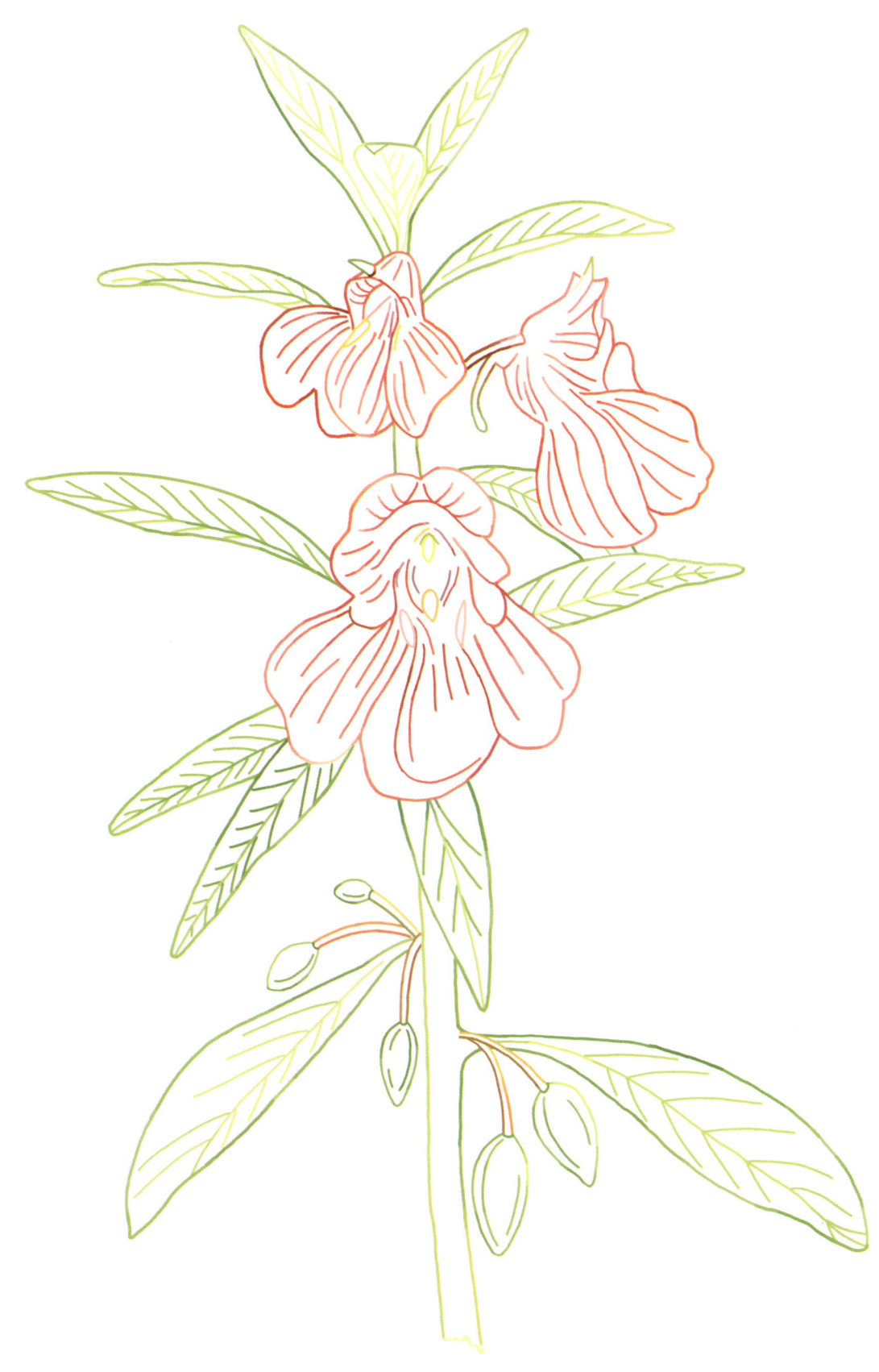

히비스커스

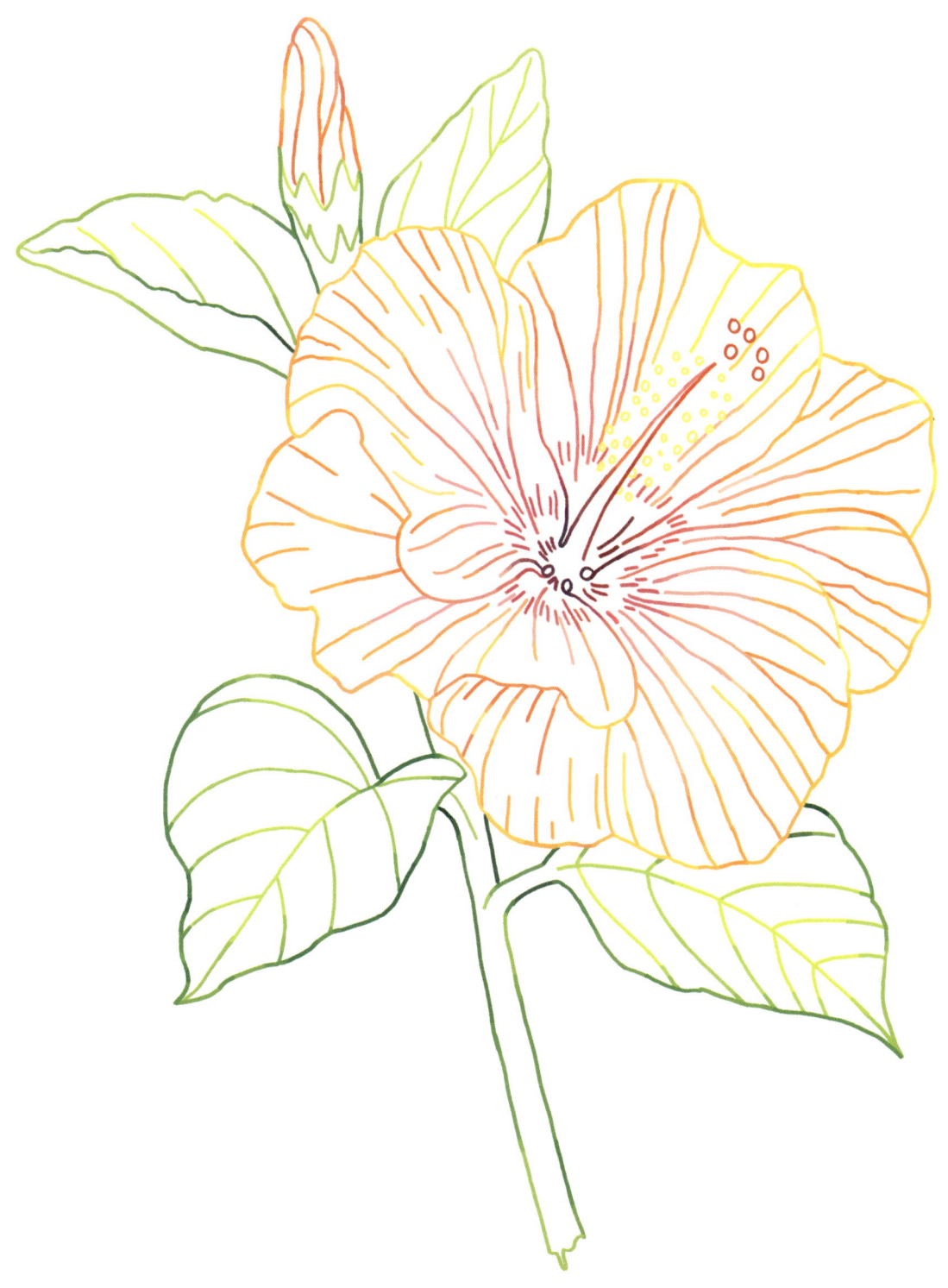

붓꽃

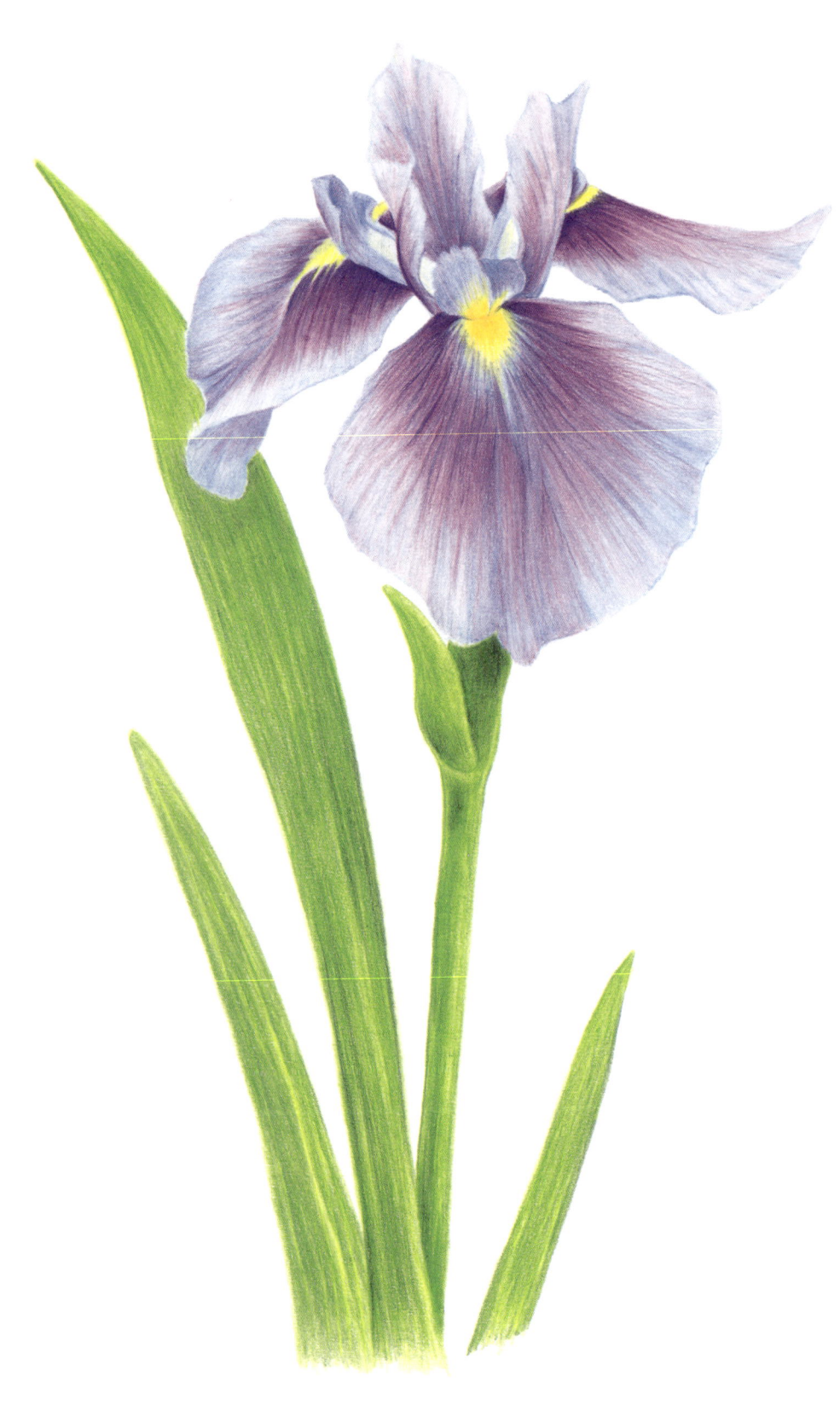

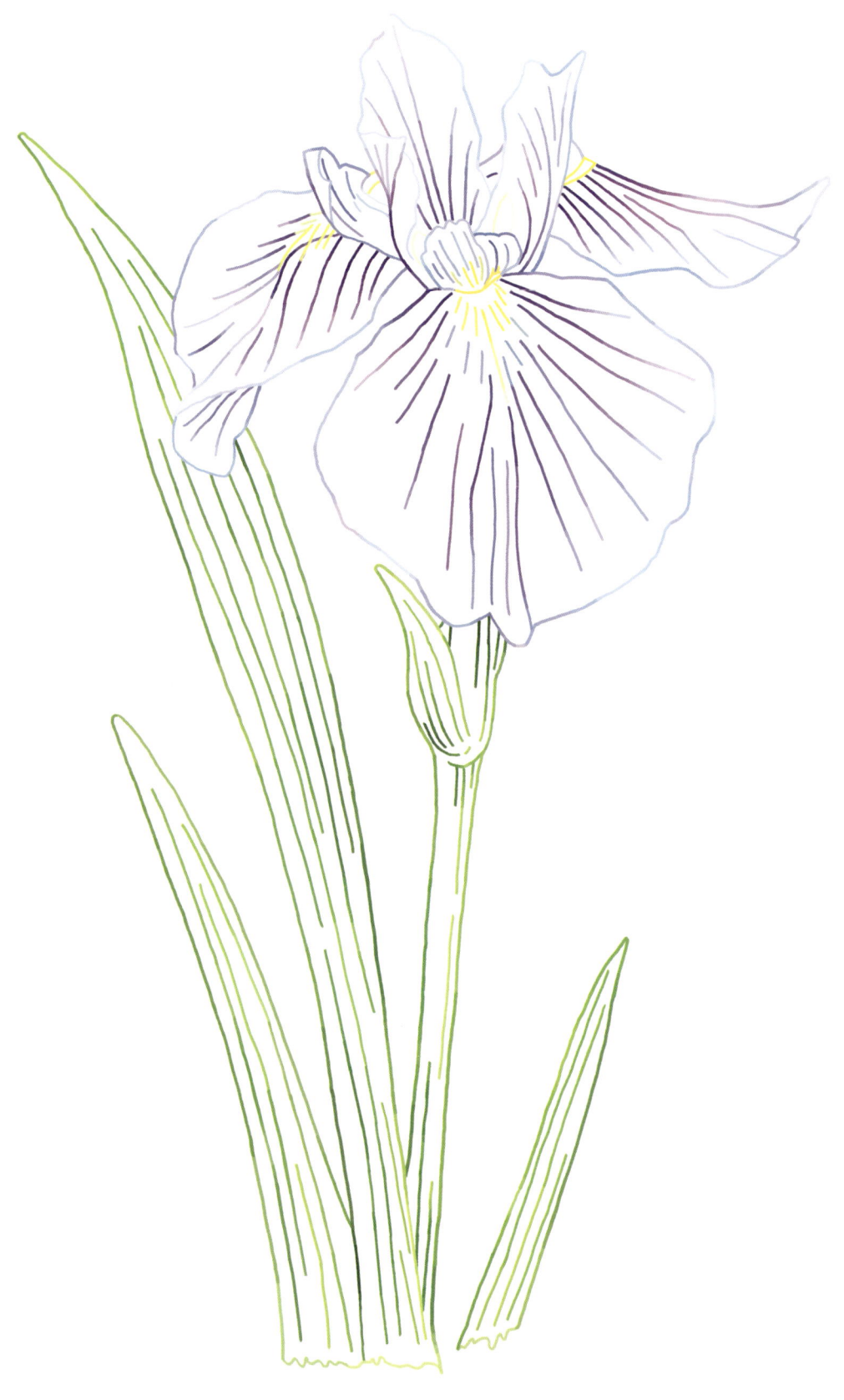

한련화

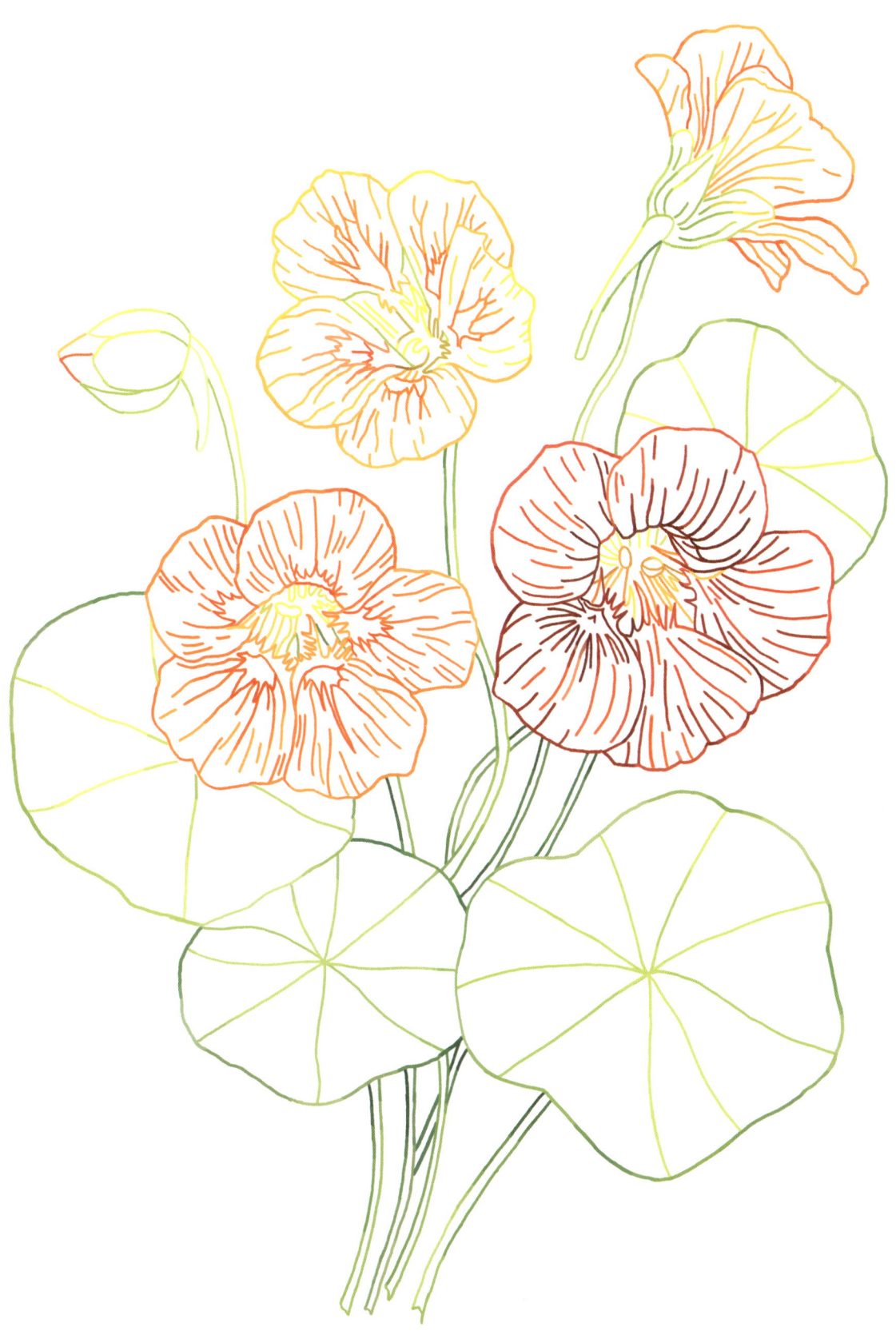

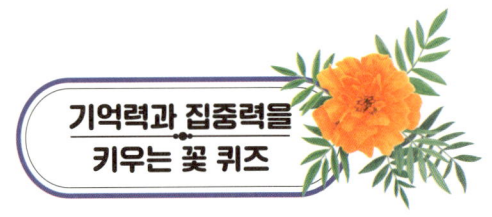

기억력과 집중력을 키우는 꽃 퀴즈

그림을 보고 꽃 이름을 적어보세요.

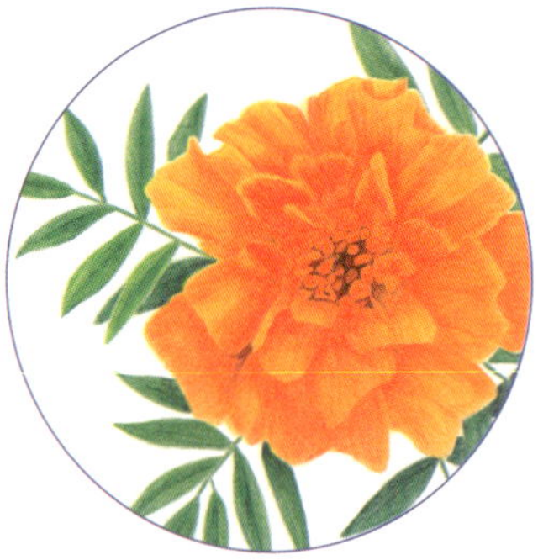

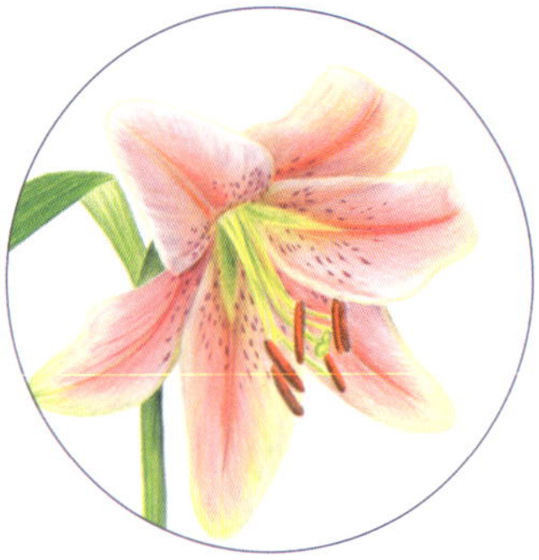

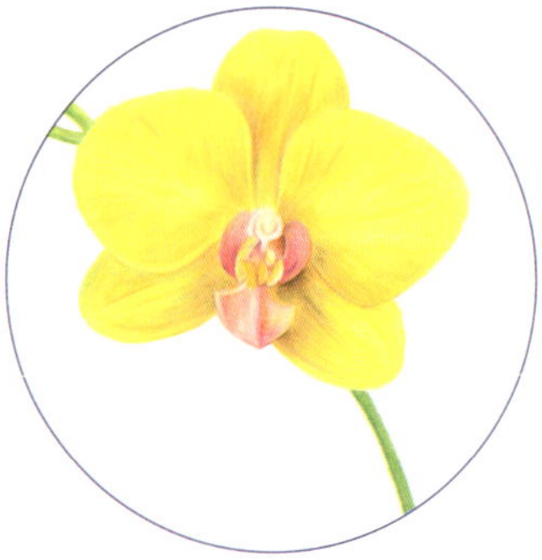

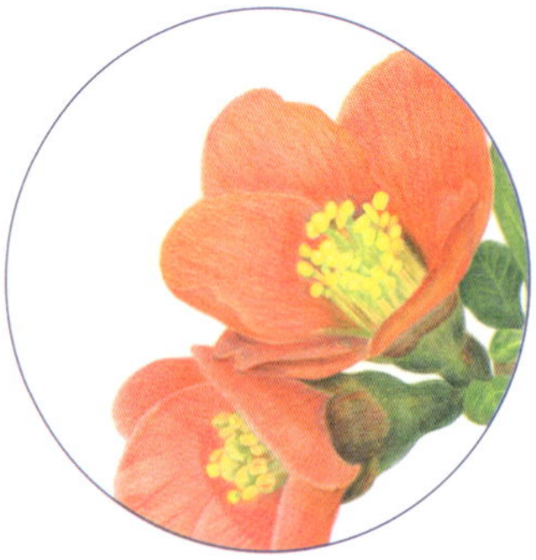

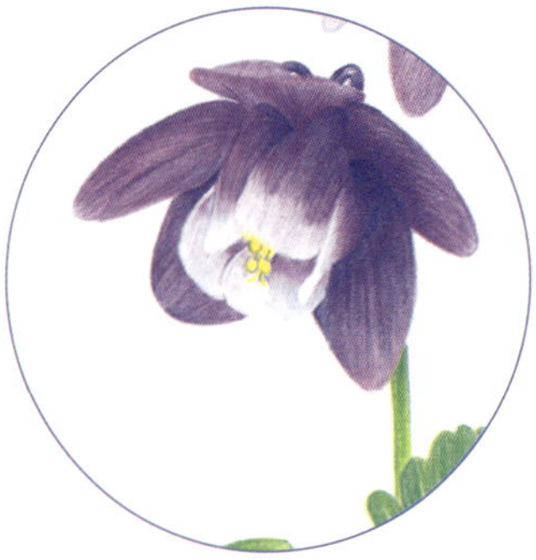

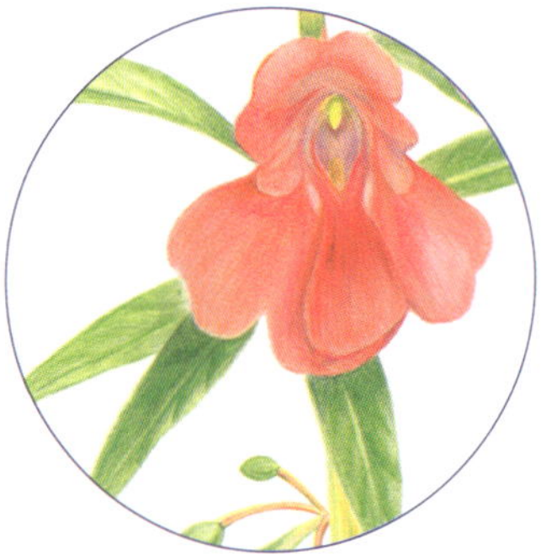

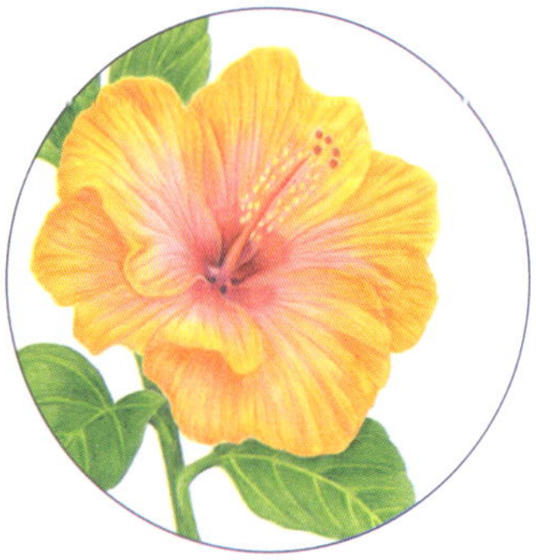

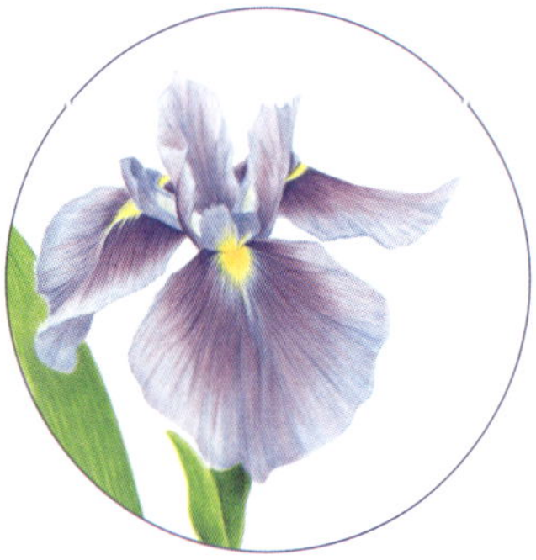

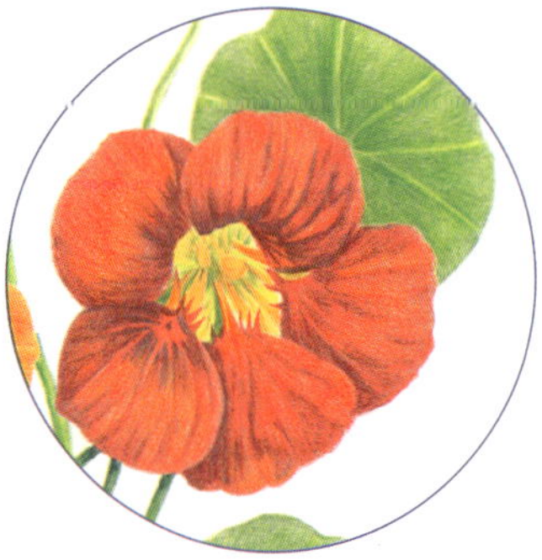

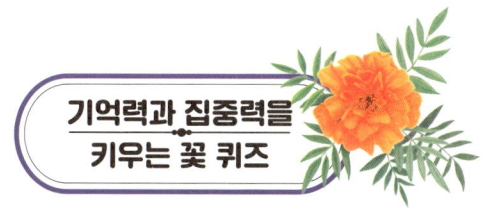

기억력과 집중력을 키우는 꽃 퀴즈

다음 그림에서 빠진 조각을 아래에서 찾아 동그라미 하세요.

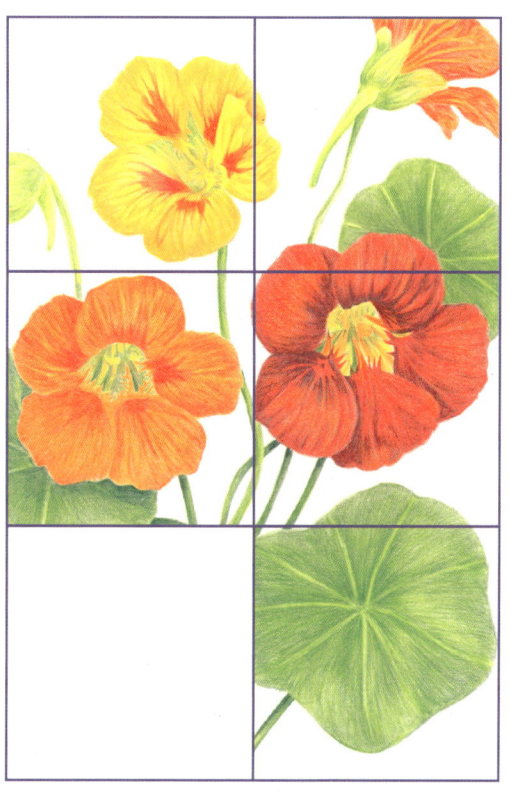

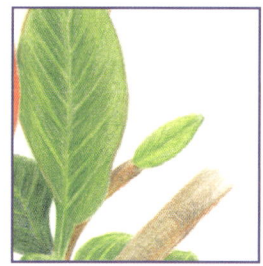 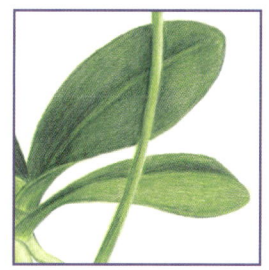 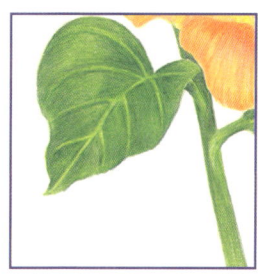 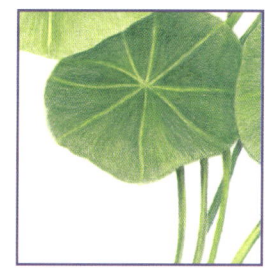

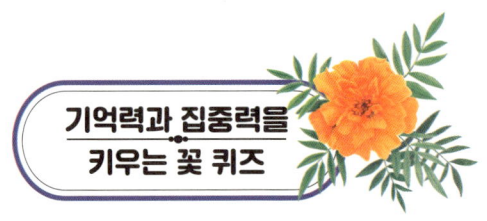

기억력과 집중력을 키우는 꽃 퀴즈

미로를 통과해 보라색 매발톱꽃을 찾아가 보세요.

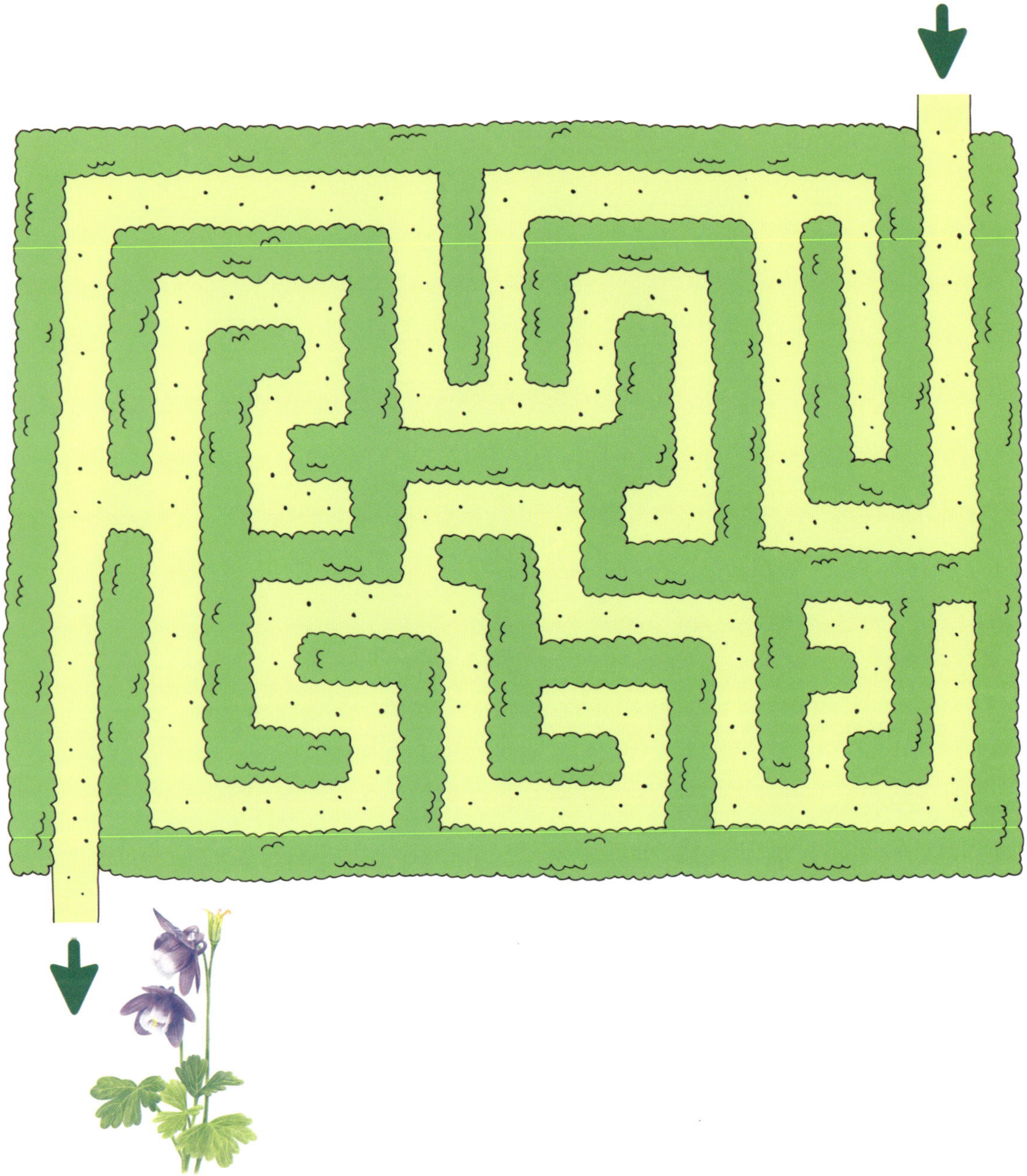

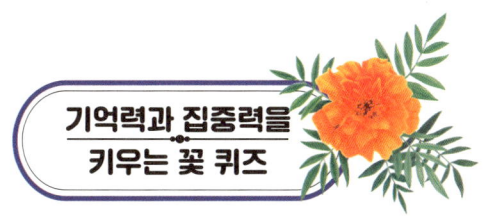

기억력과 집중력을 키우는 꽃 퀴즈

꽃목걸이를 만들려고 해요.
빈 동그라미에 들어갈 꽃은 무엇인지 이름을 적어보세요. 규칙을 찾으면 쉬워요!

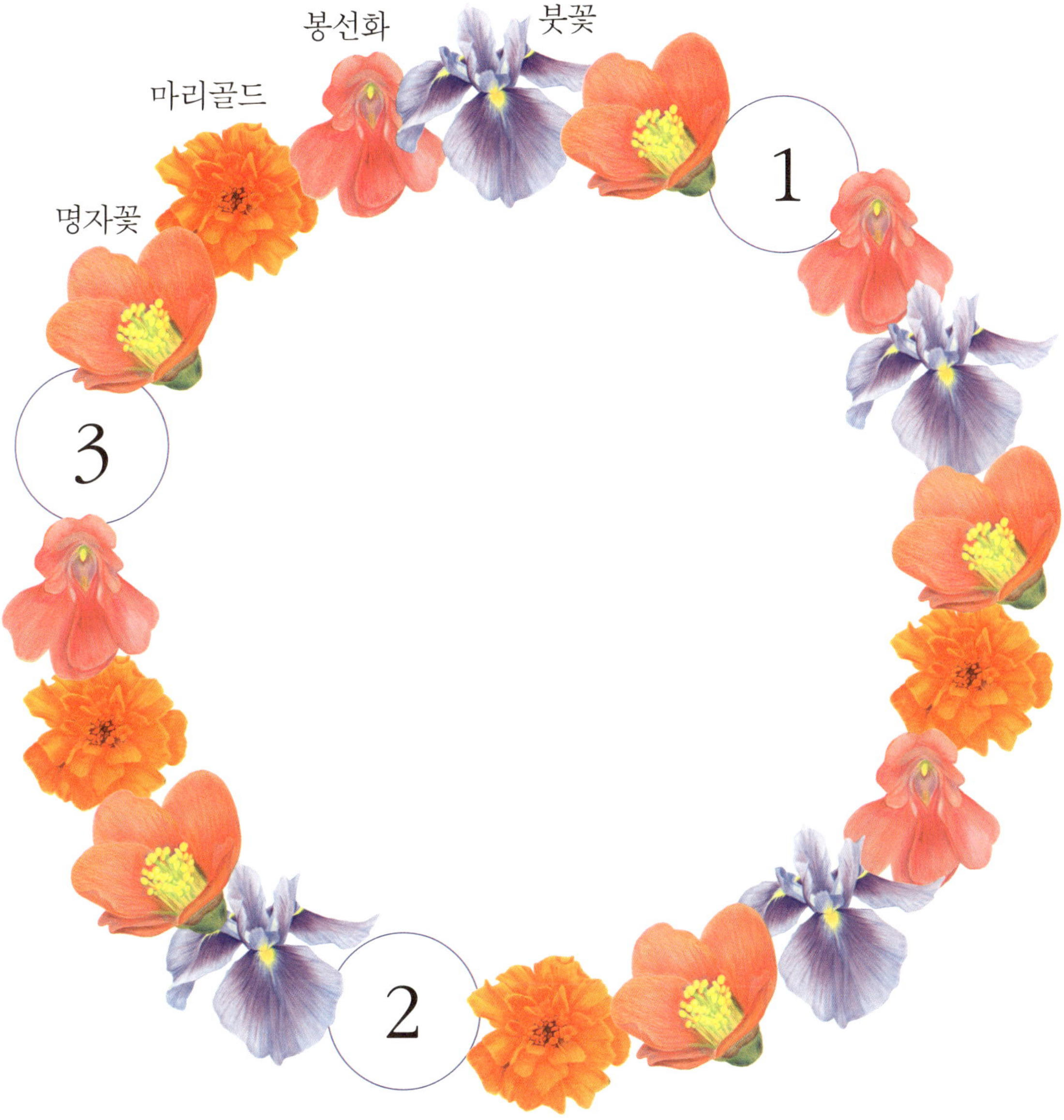

1.
2.
3.

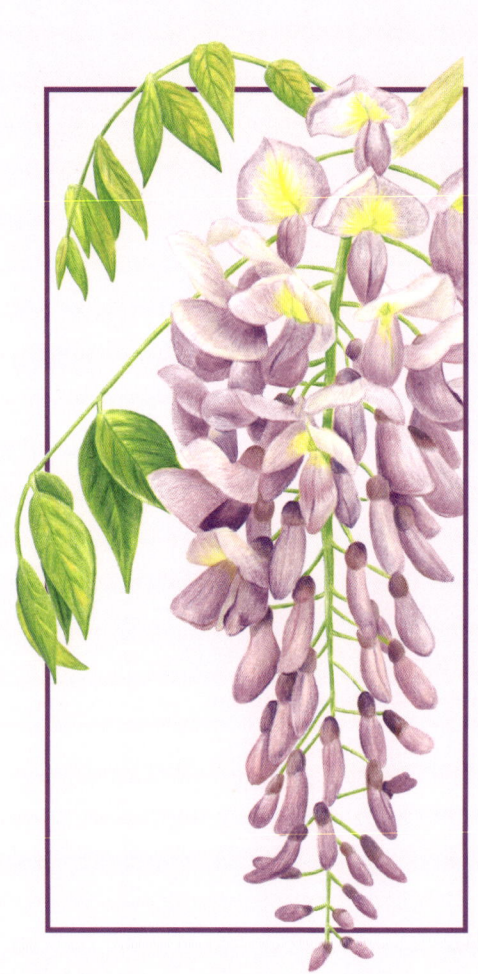

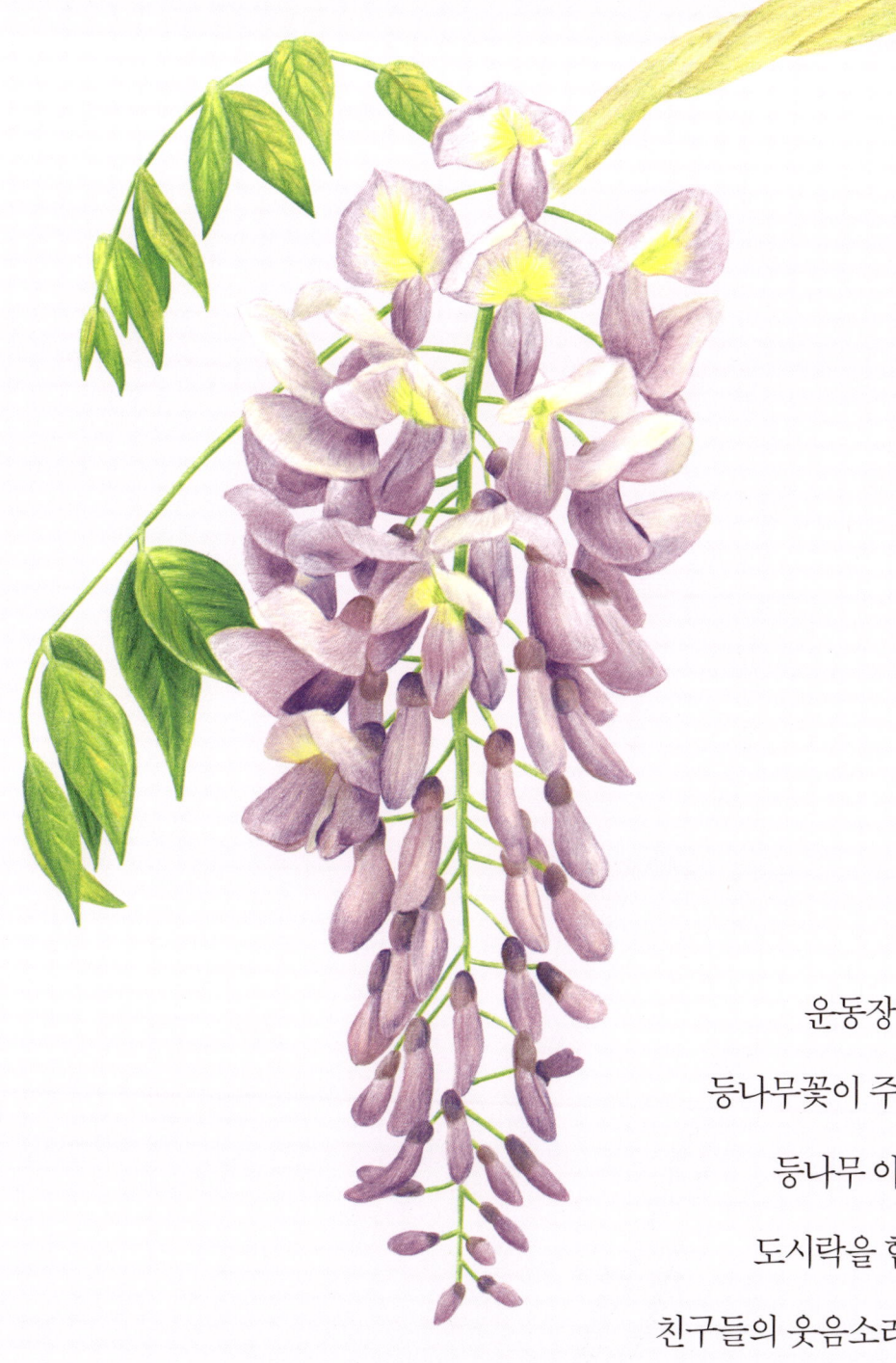

운동장 한편

등나무꽃이 주렁주렁 달린

등나무 아래에서

도시락을 함께 먹던

친구들의 웃음소리가 그립습니다.

초롱꽃

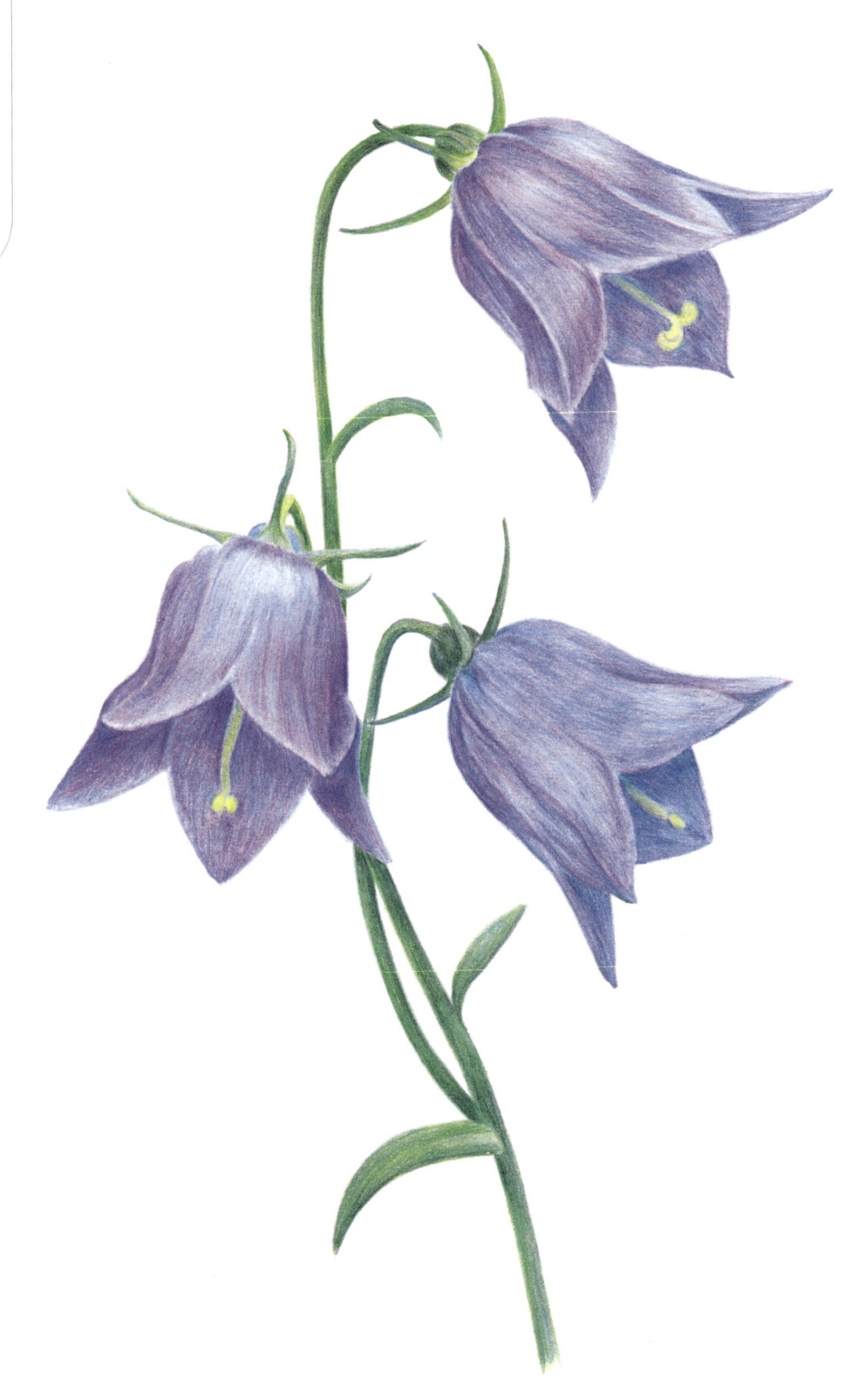

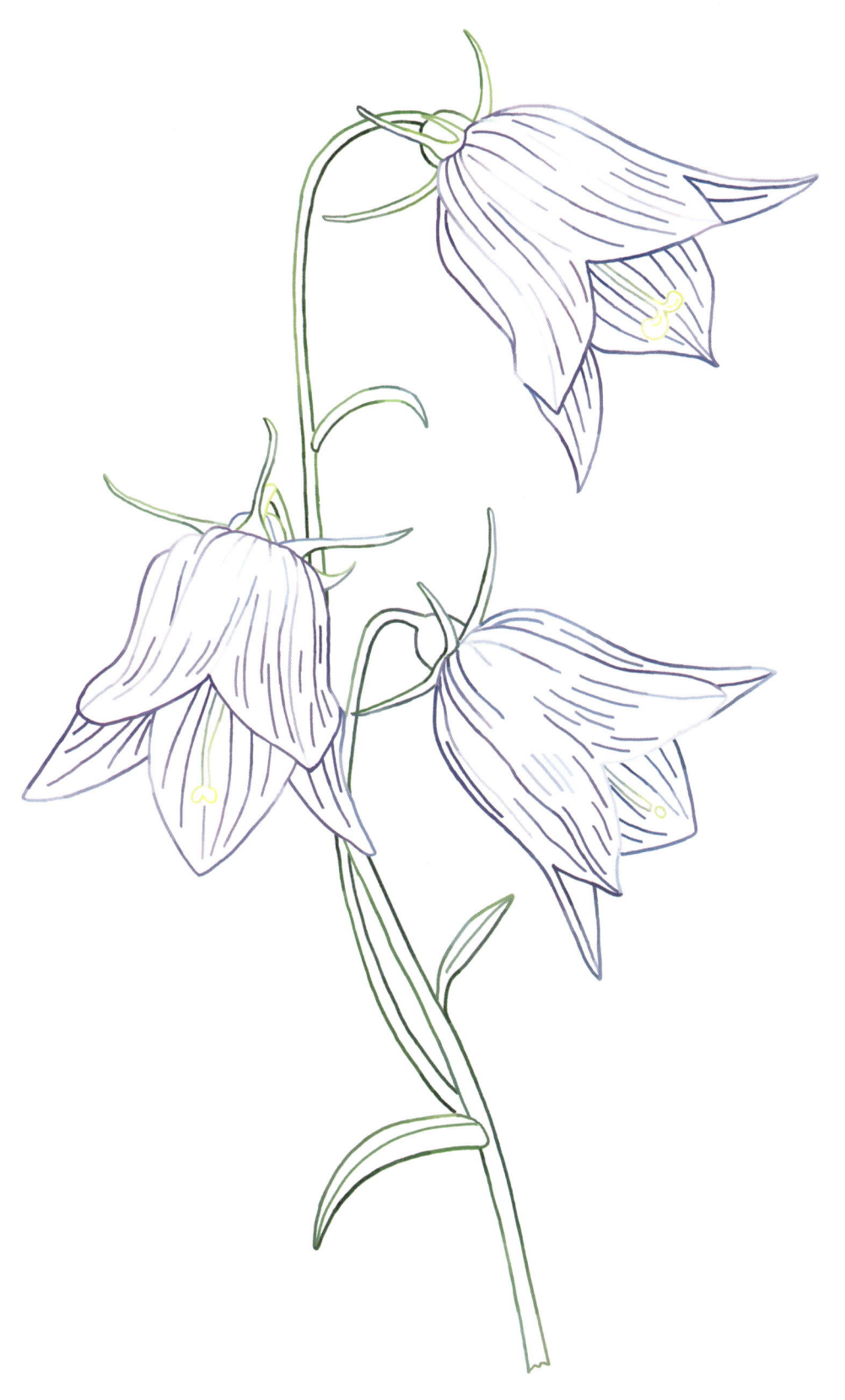

능소화

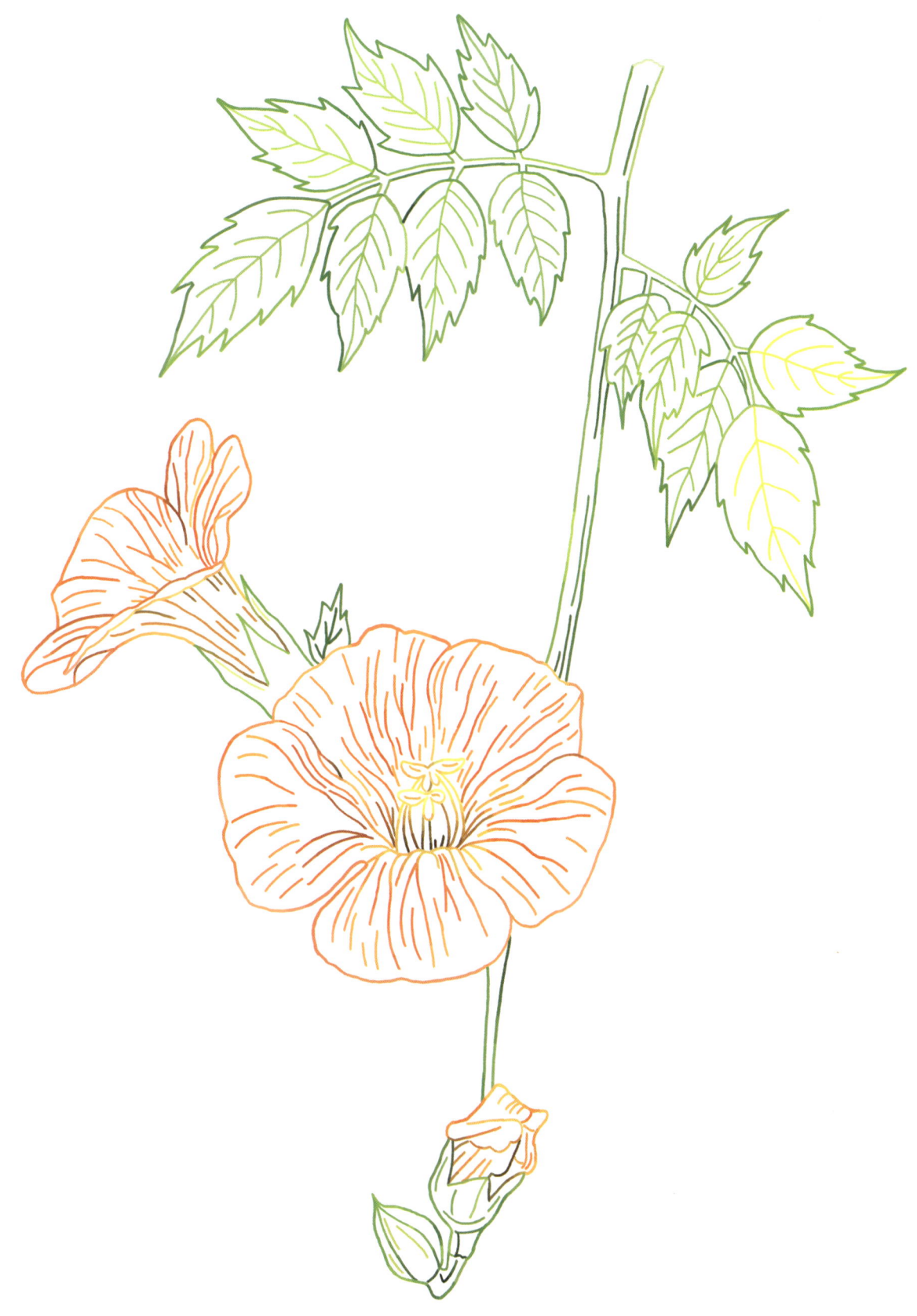

달맞이꽃

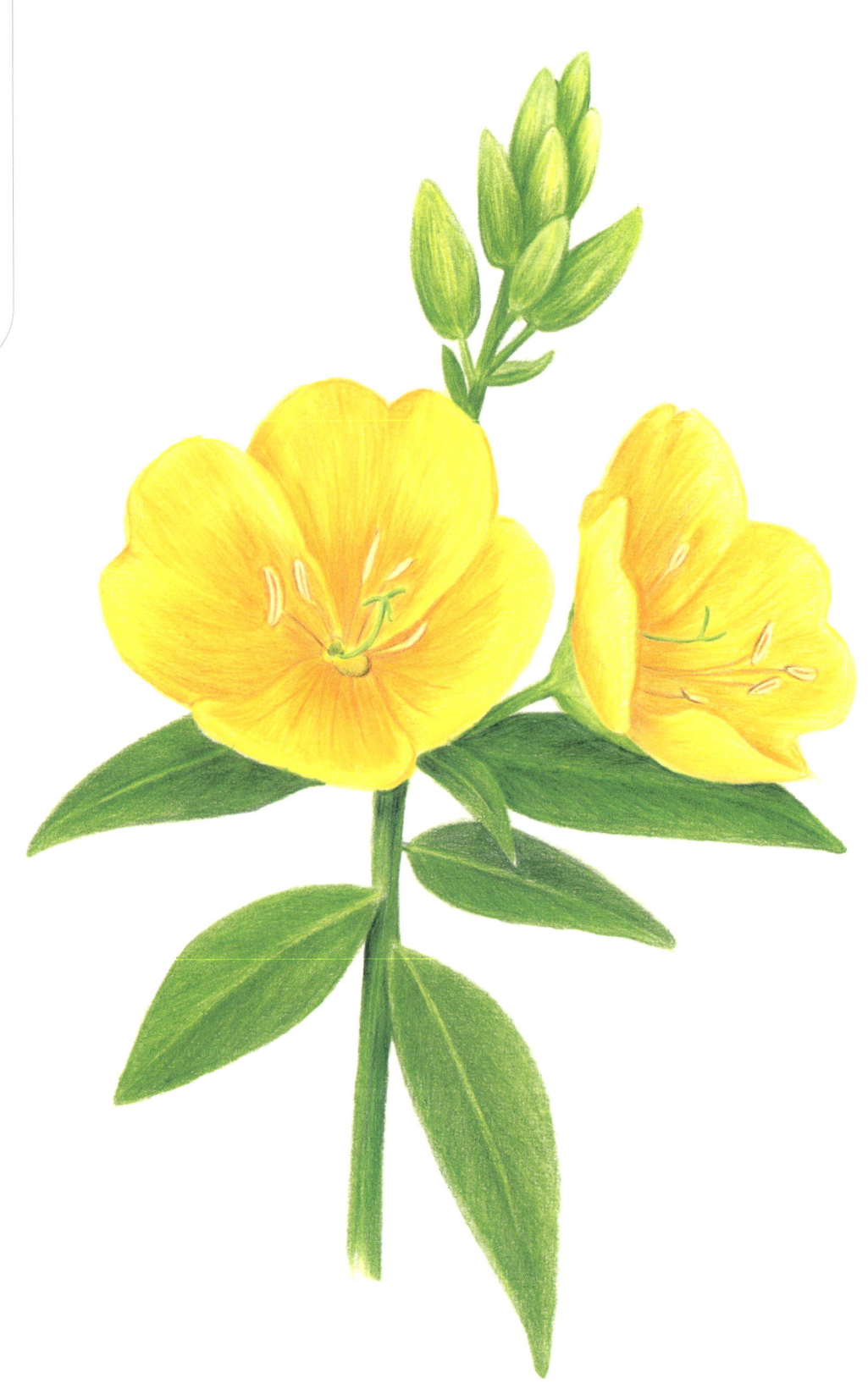

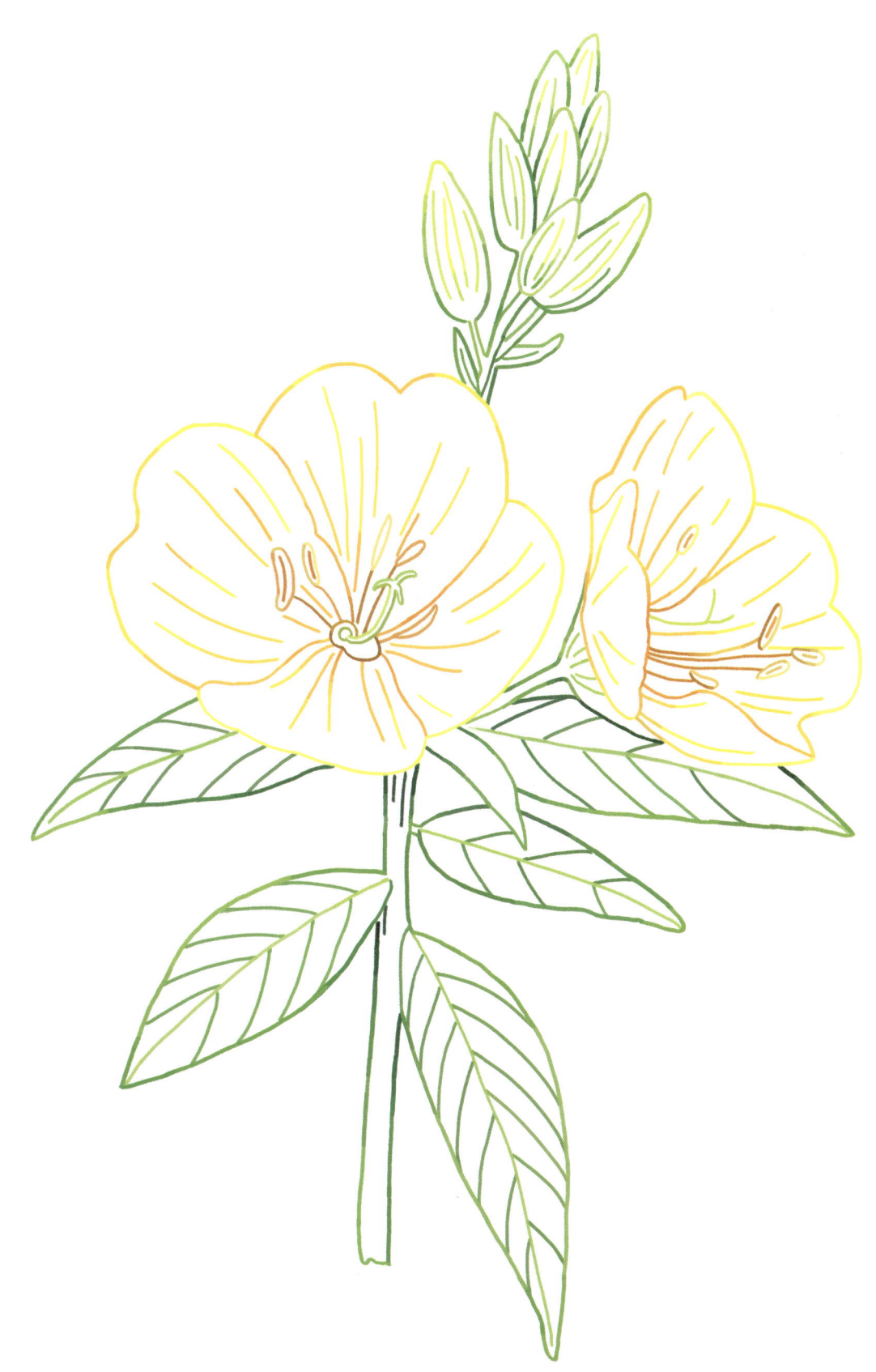

글라디올러스

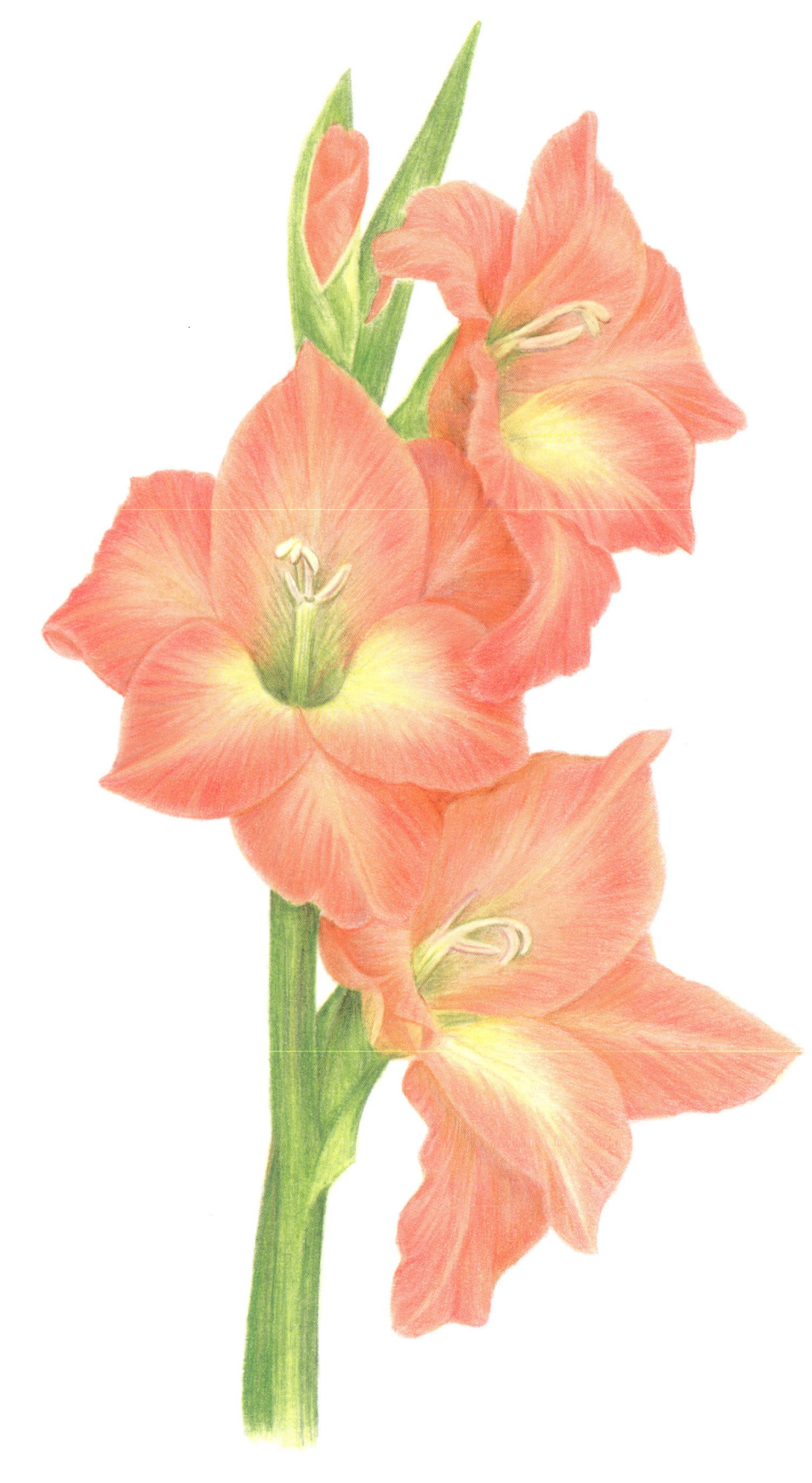

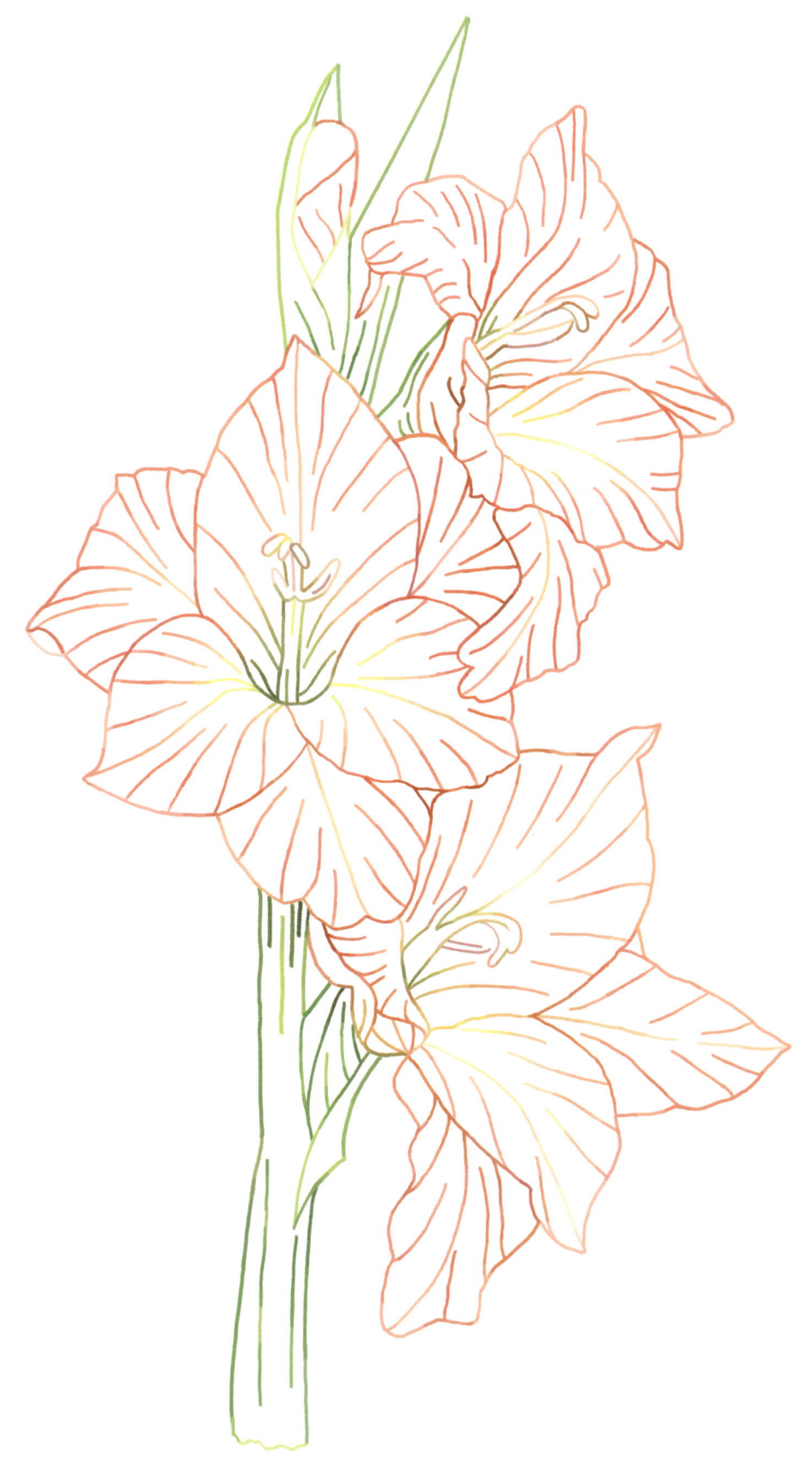

맨드라미

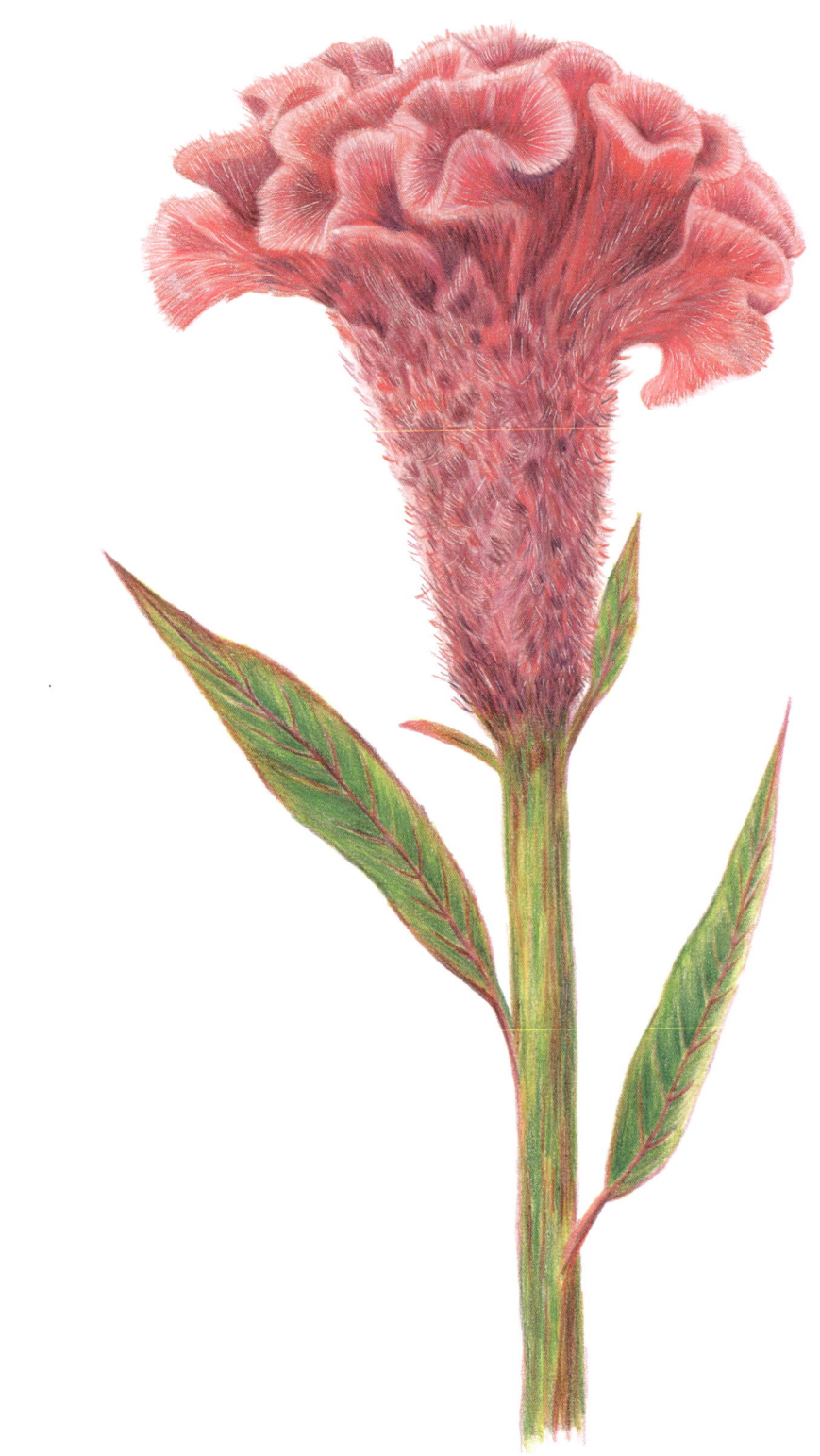

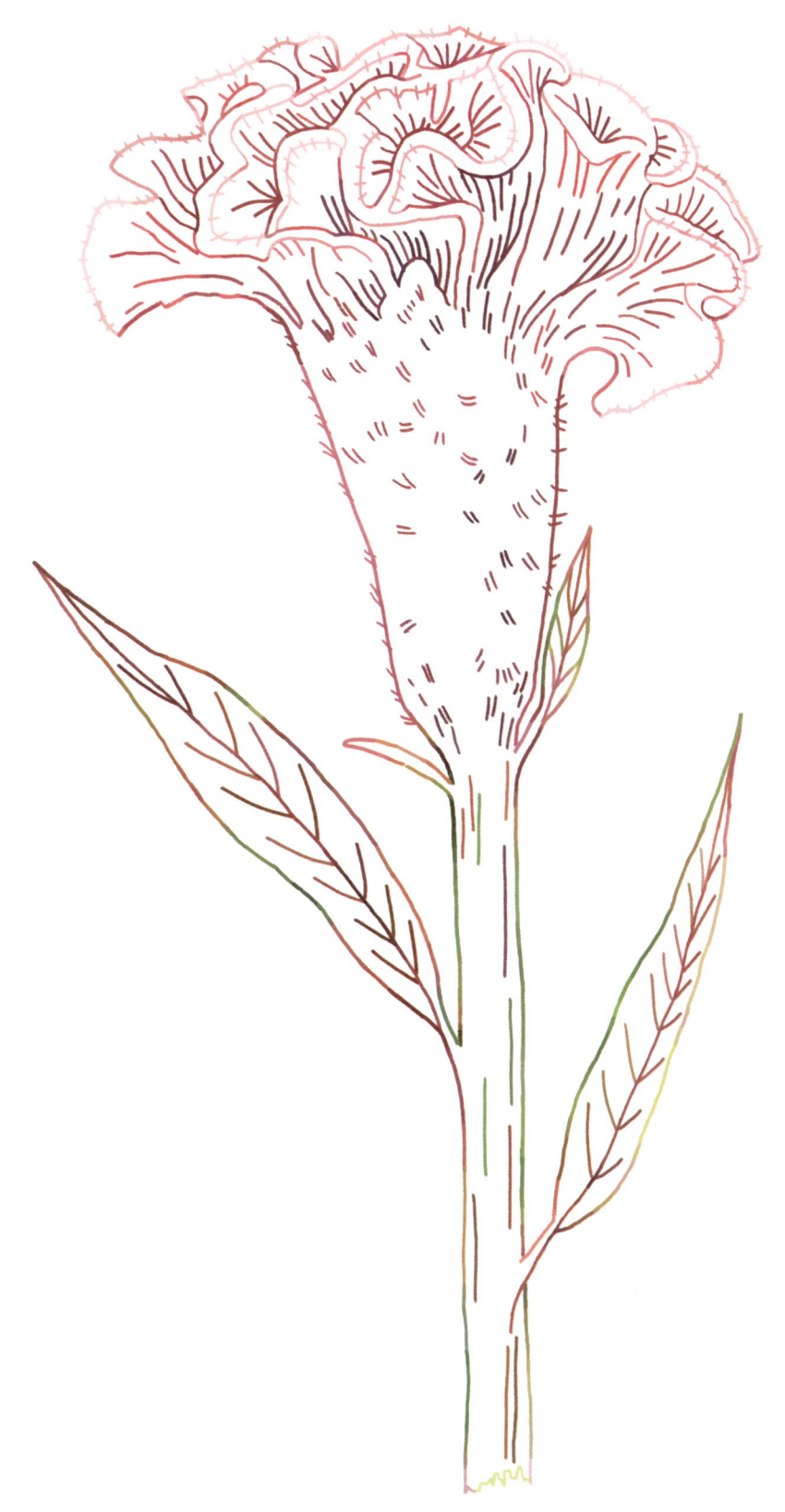

등나무꽃

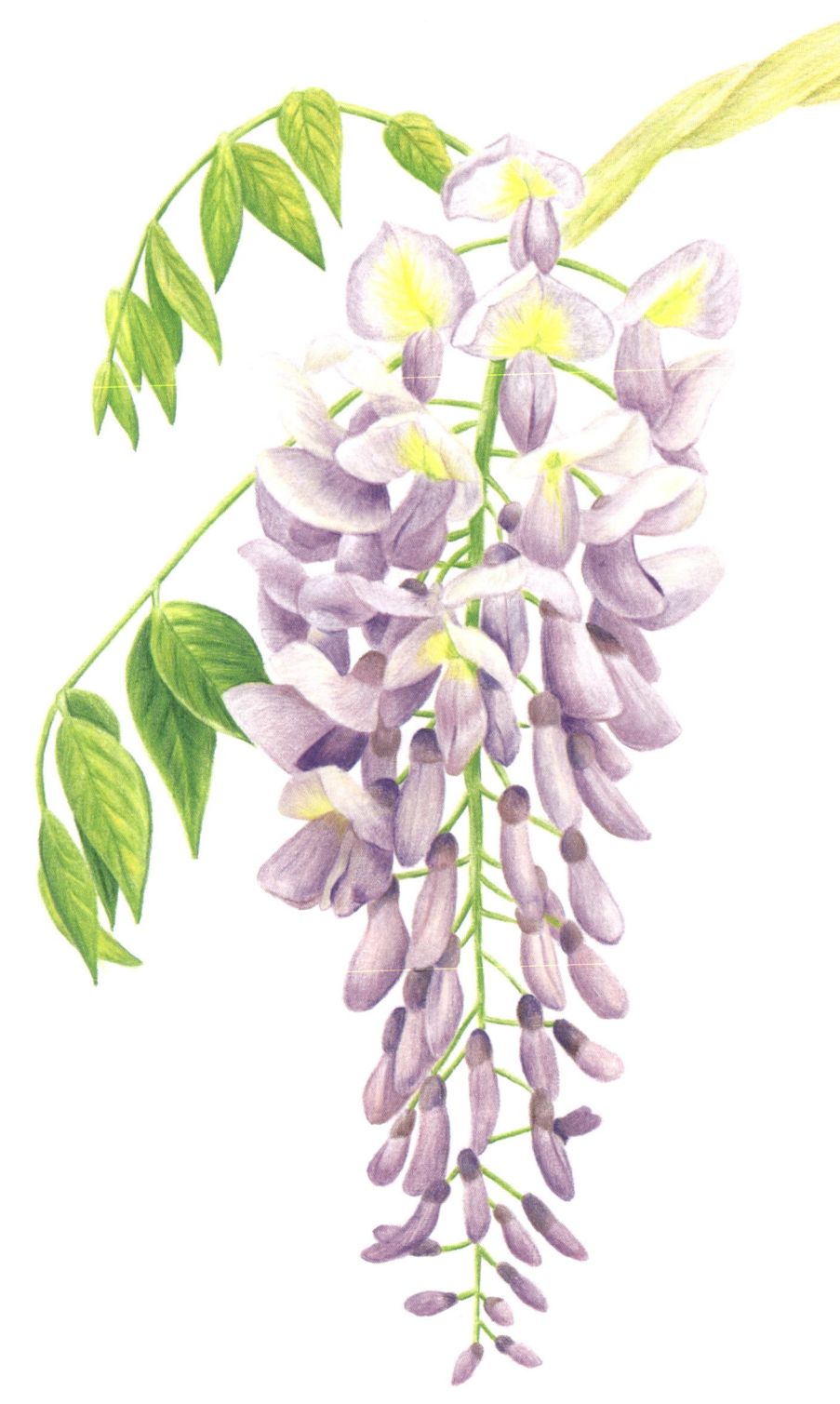

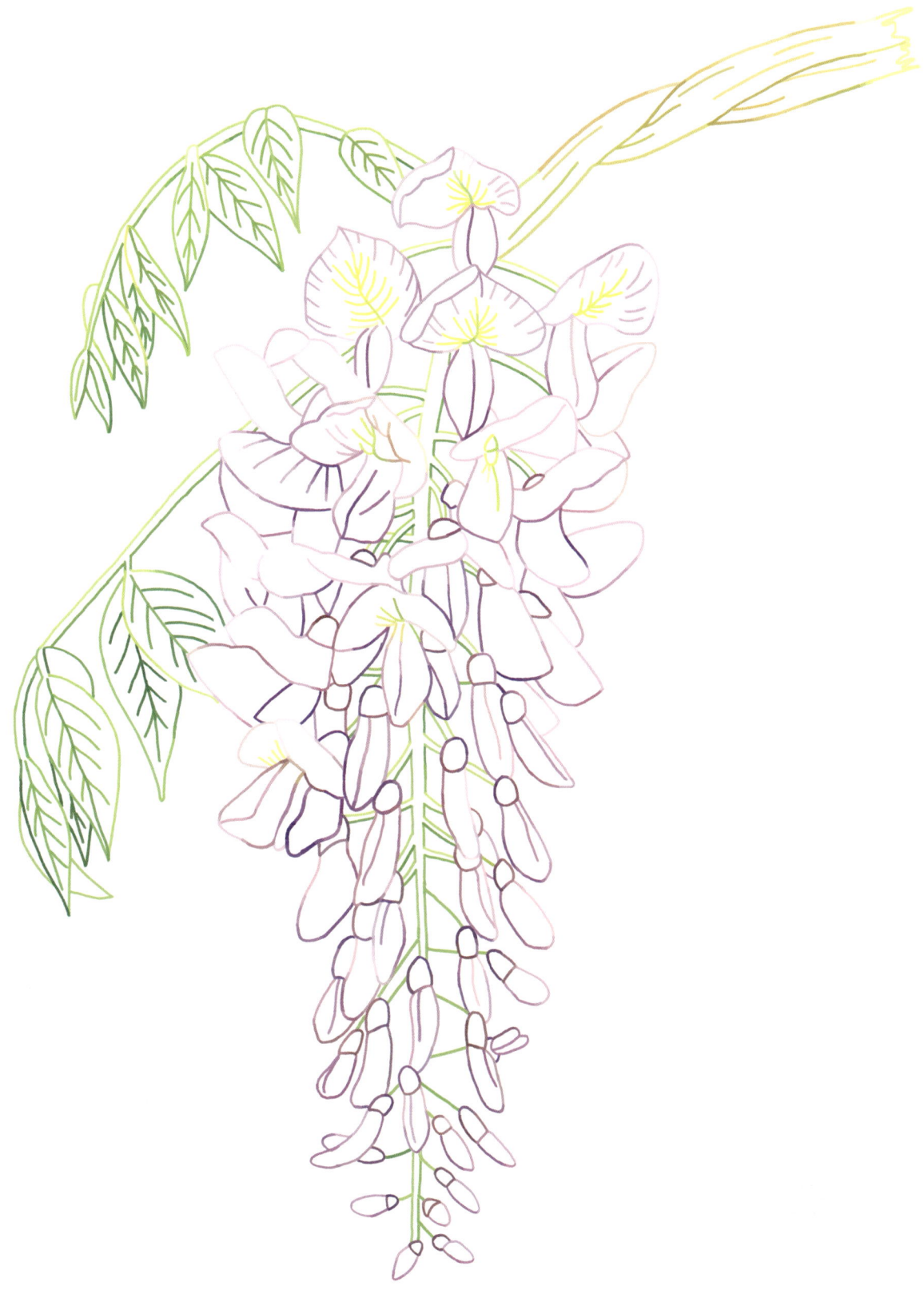

아네모네

76

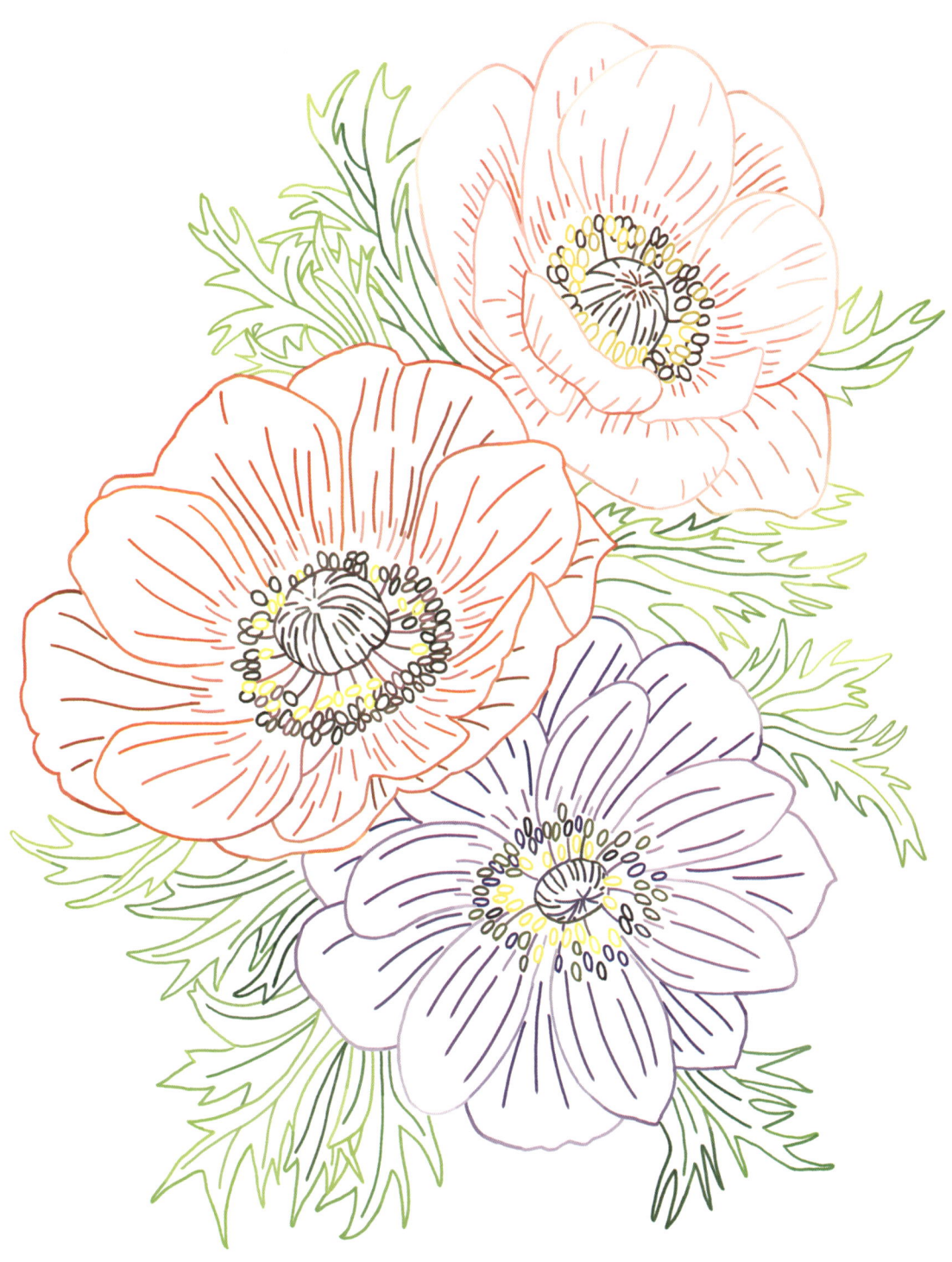

꽃다발

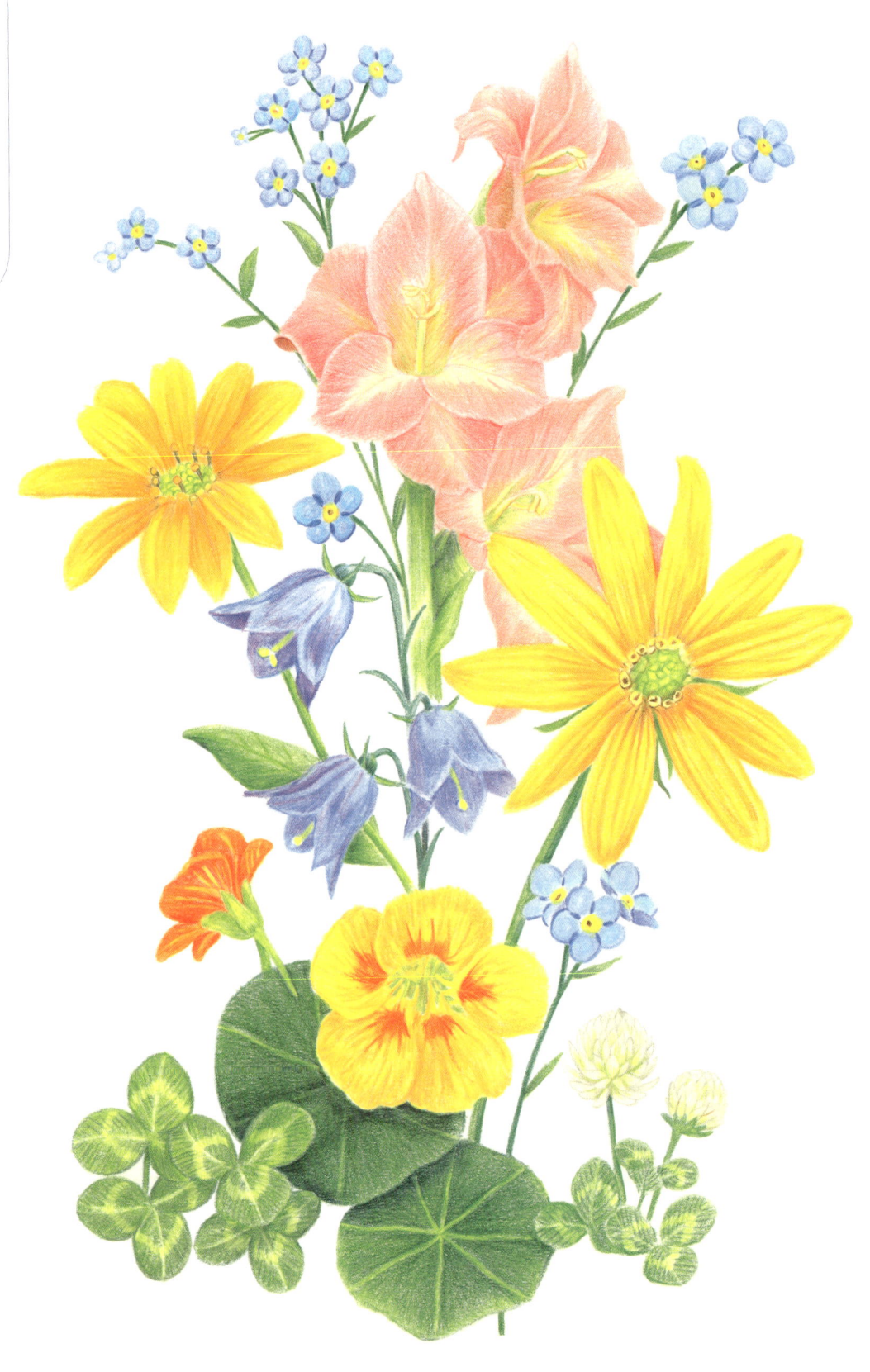

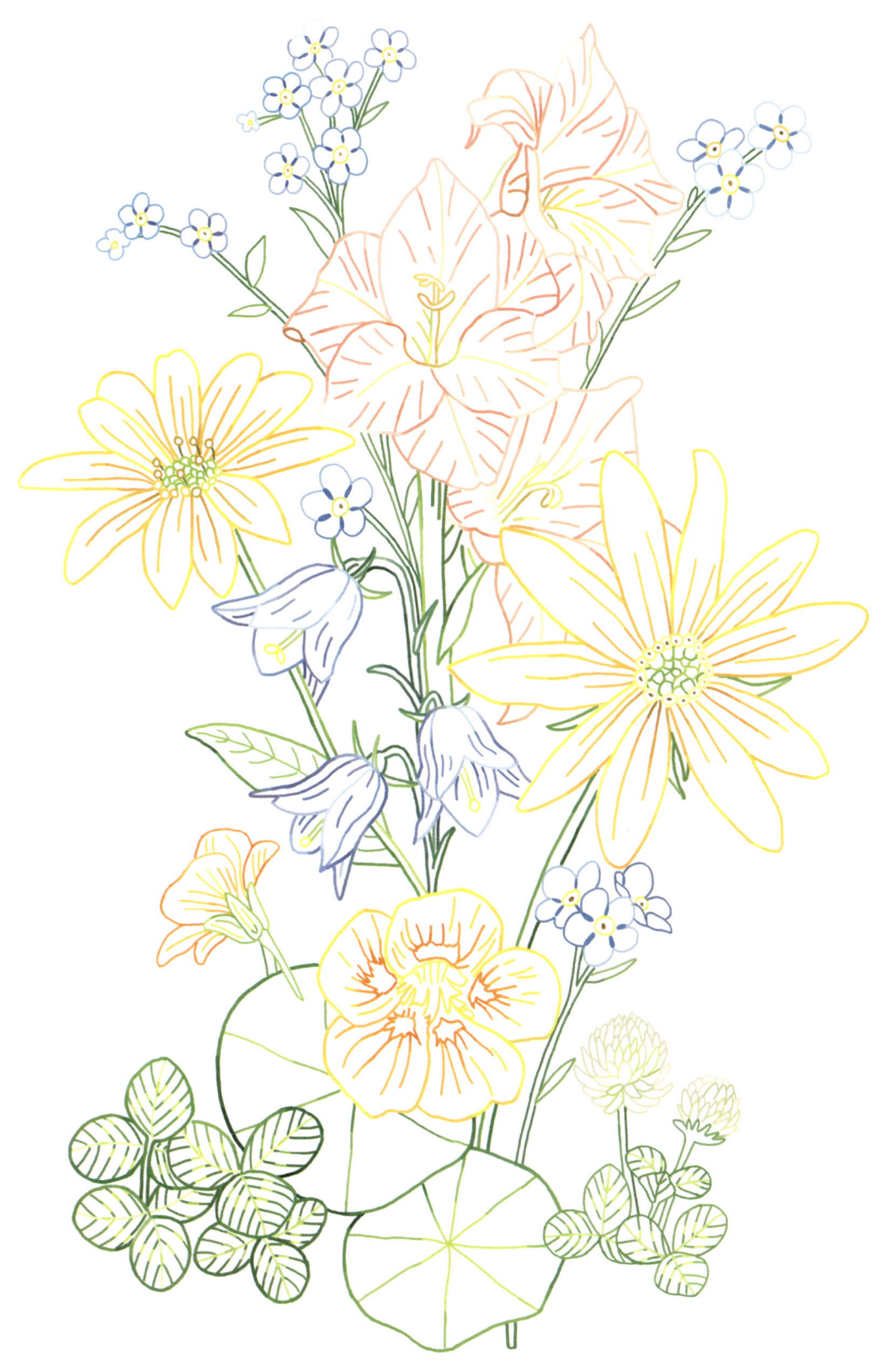

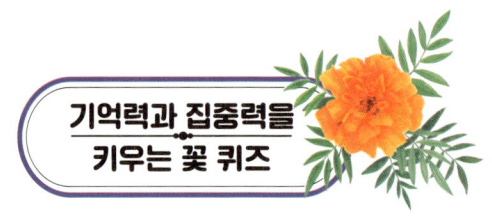

그림을 보고 꽃 이름을 적어보세요.

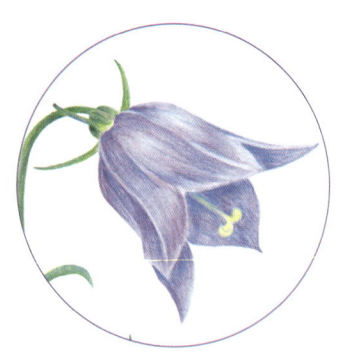
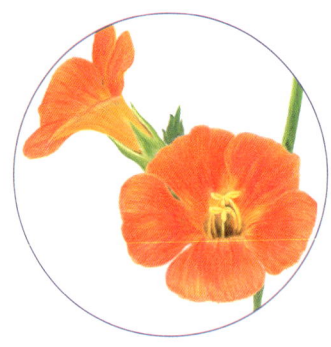
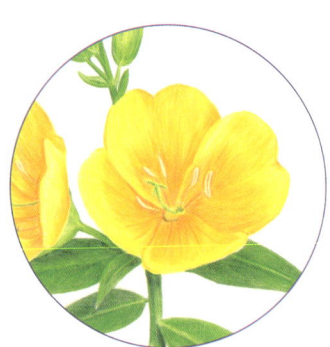

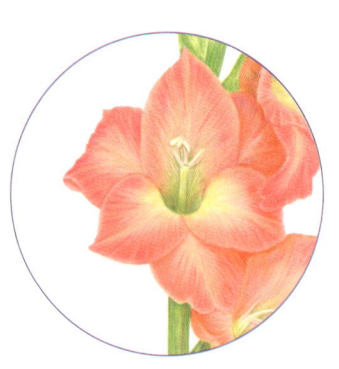
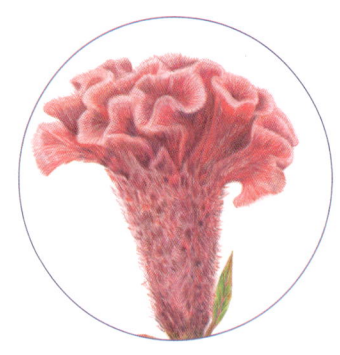
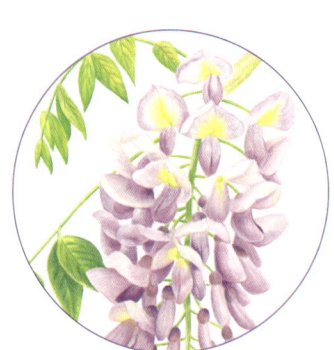

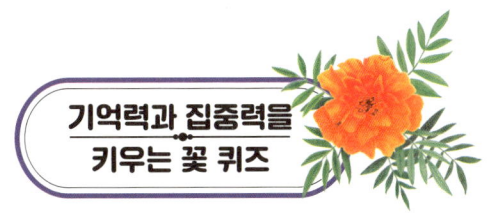

기억력과 집중력을 키우는 꽃 퀴즈

보기의 꽃들로 스도쿠를 만들어보세요. 스도쿠 게임은
가로, 세로로 이루어진 정사각형의 가로줄과 세로줄에 같은 꽃이 겹치지 않게
한 번씩만 채워넣는 게임이에요. 빈칸에 무슨 꽃이 들어가야 할까요?
꽃이름을 써보세요.

보기   초롱꽃   능소화   달맞이꽃   아네모네

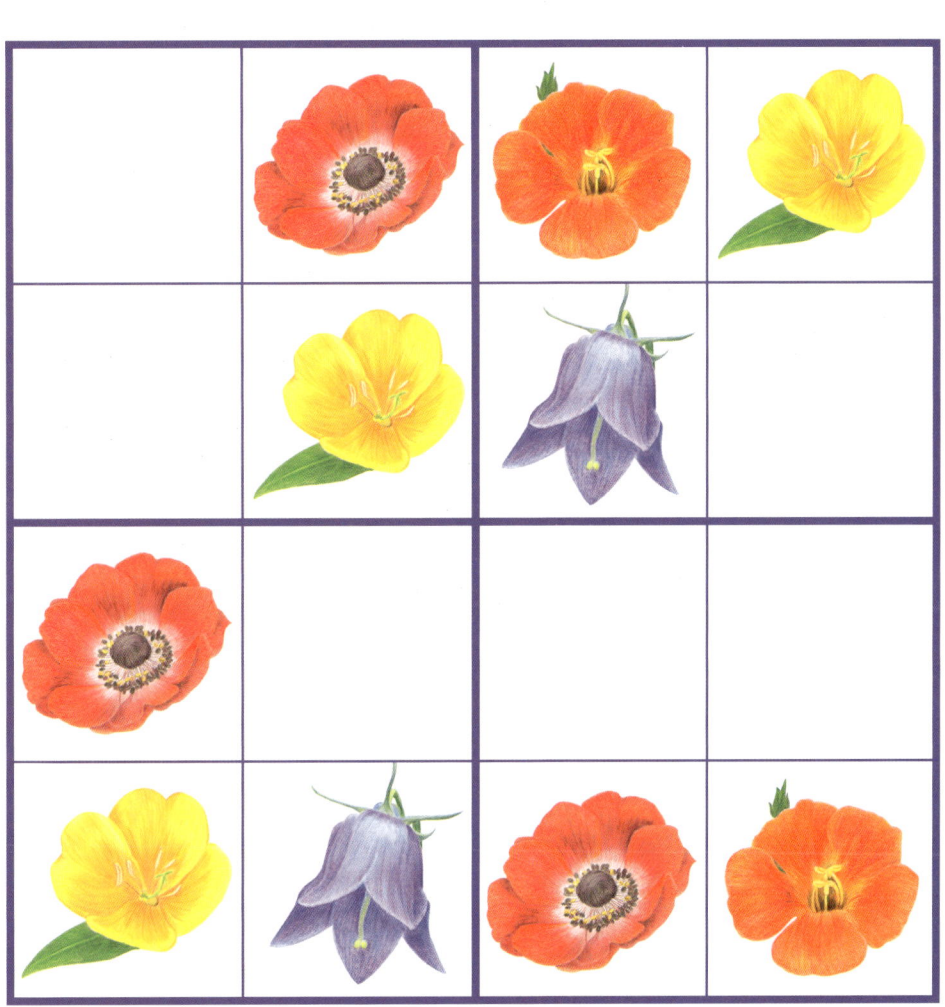

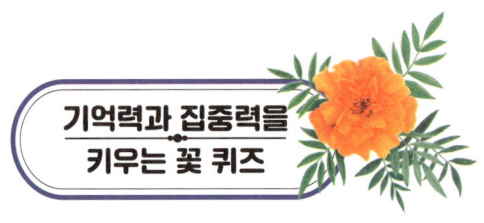

기억력과 집중력을 키우는 꽃 퀴즈

미로 속에 수탉의 볏을 닮은 맨드라미가 있어요.
A와 B 중 어느 곳에서 출발해야 맨드라미를 찾을 수 있을지 선을 그어보세요.

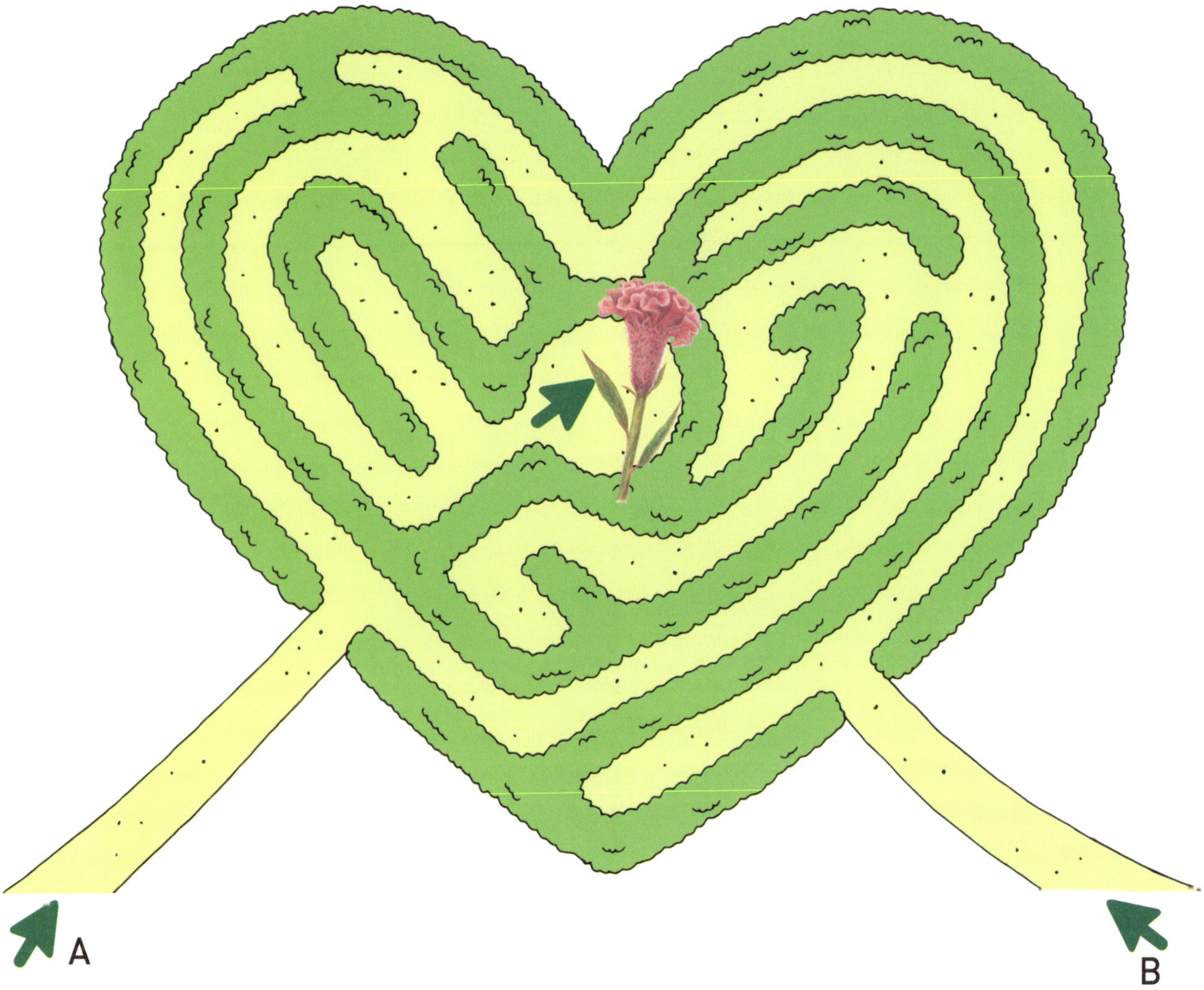

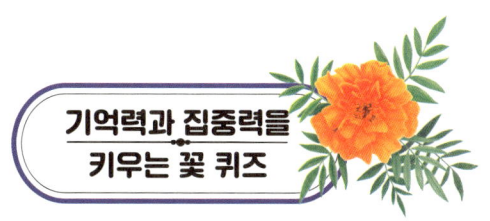

기억력과 집중력을 키우는 꽃 퀴즈

꽃들이 모여 있어요. 꽃은 모두 몇 종류인가요?
꽃 이름도 모두 적어보세요.

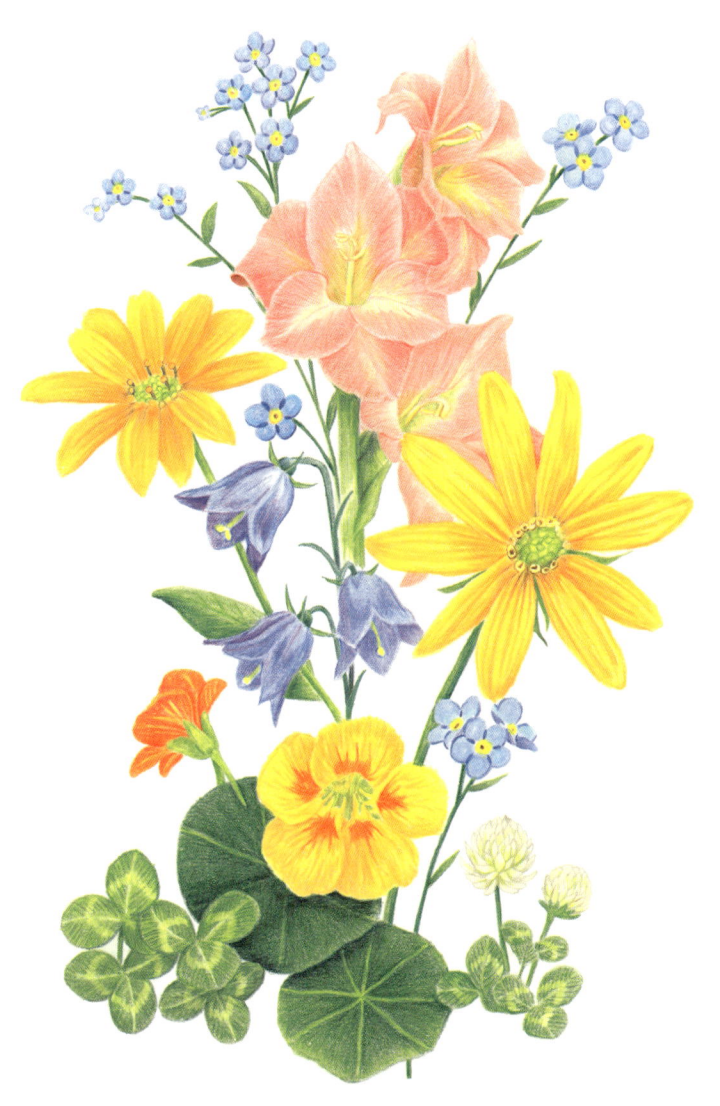

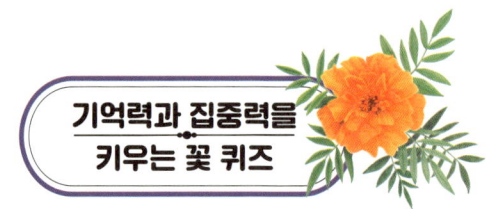

기억력과 집중력을 키우는 꽃 퀴즈

가로열쇠

1. 햇볕을 피해 그늘을 만들기 위해 심는 나무 덩굴이다. 학교 운동장에 많이 심었다.

2. '○○○가 곱게 핀 바닷가에서~'로 시작하는 동요가 있다.

5. '뚱딴지꽃'으로도 불린다. 8~9월에 피고 노란색이다. 땅속줄기는 감자 모양이다.

7. 4~5월에 불그스름한 꽃이 피며, 열매는 여름에 달린다. 향기가 좋고, 통증 치료제로도 쓰인다.

8. 봄철에 볼 수 있는 대표적인 분홍색 꽃이다. 김소월의 '나 보기가 역겨워 가실 때에는~'으로 시작하는 시의 제목에 나온다.

세로열쇠

3. 보통 향기가 있고, 꽃말은 '순결', '변함없는 사랑'이다.

4. 꽃 모양이 옛 여인들이 허리춤에 달고 다니던 주머니와 비슷하다고 해서 붙은 이름이다. 5~6월에 개울 근처나 골짜기에서 볼 수 있다.

6. 지중해 근처의 유럽이 원산지이며, 키가 작고 5개의 꽃잎을 가졌다. 추위에 잘 견디기 때문에 거리의 화단에서 많이 볼 수 있다.

9. 5~6월에 피는 푸른빛이 도는 자줏빛 꽃으로, 높이가 60센티미터 정도 자란다

10. 저녁에 피었다가 아침에 시들기 때문에 붙여진 이름으로 꽃은 노란색이다.

가로열쇠와 세로열쇠를 읽고 칸에 들어갈 꽃 이름을 맞혀보세요.

정답

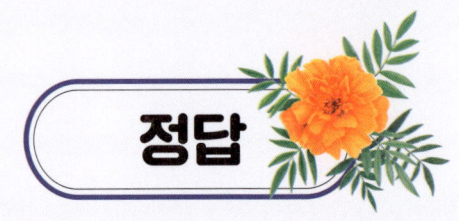

34쪽-37쪽

해당화, 돼지감자꽃, 칼라, 팬지, 진달래, 토끼풀, 금낭화, 물망초, 백일홍

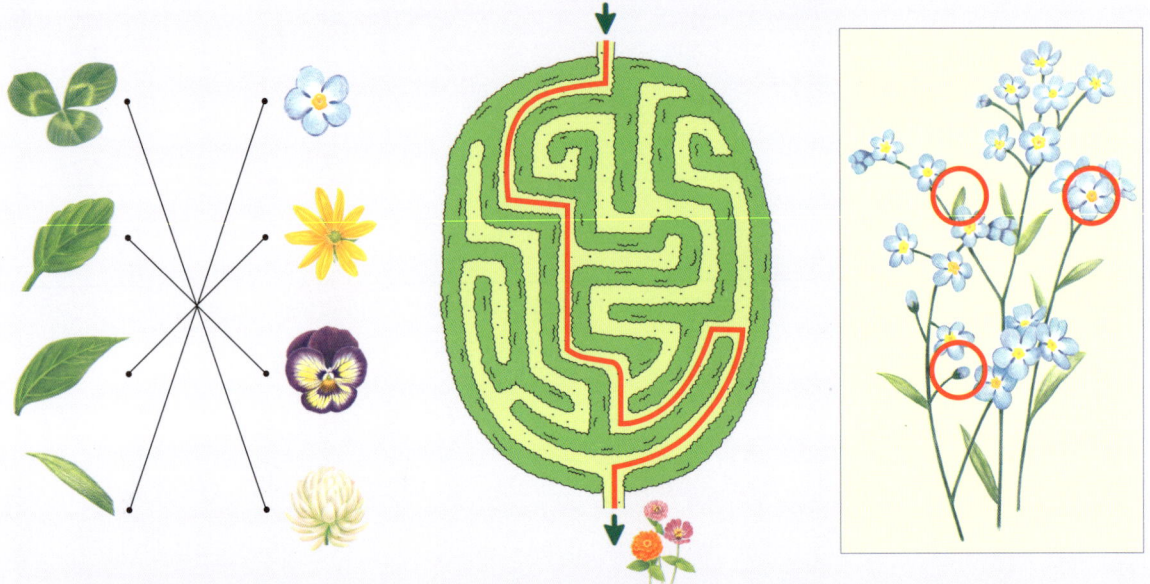

58쪽-61쪽

마리골드, 백합, 호접란, 명자꽃, 매발톱꽃, 봉선화, 히비스커스, 붓꽃, 한련화

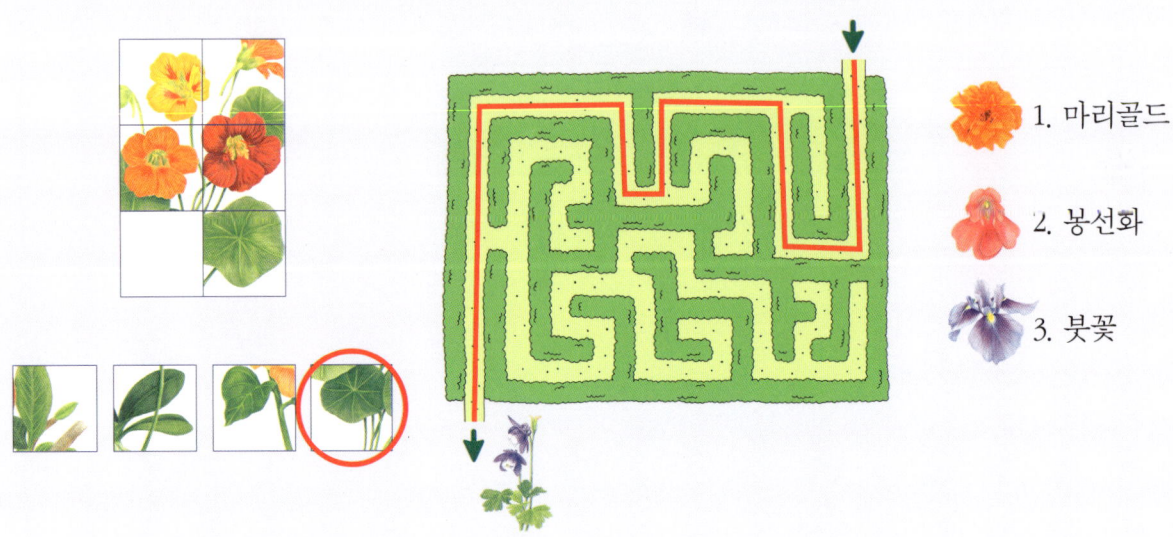

1. 마리골드
2. 봉선화
3. 붓꽃

80쪽-85쪽

초롱꽃, 능소화, 달맞이꽃, 글라디올러스, 맨드라미, 등나무꽃, 아네모네

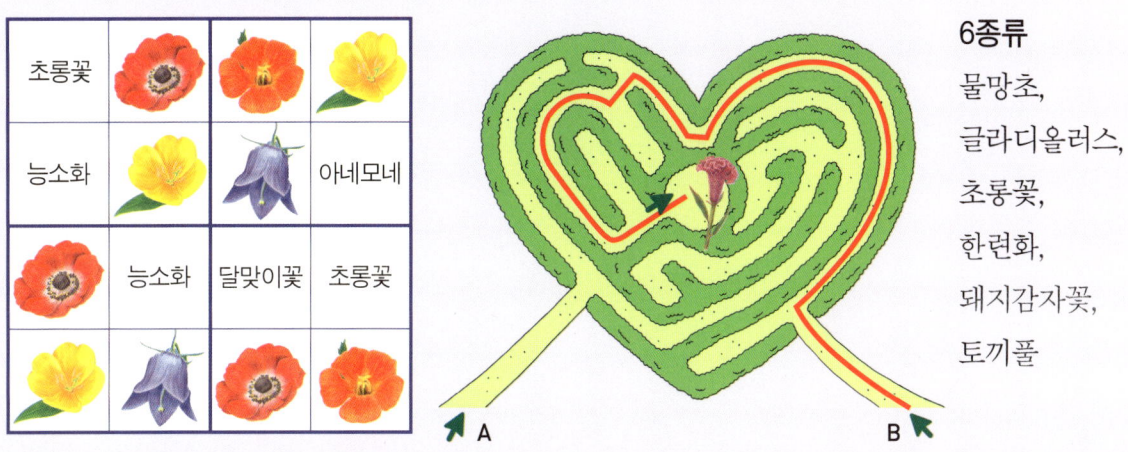

6종류
물망초,
글라디올러스,
초롱꽃,
한련화,
돼지감자꽃,
토끼풀

부모님을 위한 취미 교실 - 시니어 컬러링북
색연필로 그리는 꽃산책

1판 1쇄 인쇄 2024년 5월 3일
1판 1쇄 발행 2024년 5월 15일
—
지은이 윤경미
—
펴낸이 김은중
편집 허선영 디자인 김순수
펴낸곳 가위바위보
출판 등록 2020년 11월 17일 제 2020-000316호
주소 경기도 부천시 소향로 25, 511호 (우편번호 14544)
팩스 02-6008-5011 전자우편 gbbbooks@naver.com
네이버블로그 gbbbooks 인스타그램 gbbbooks 페이스북 gbbbooks 트위터 gbb_books

ISBN 979-11-92156-26-2 13650
* 책값은 뒤표지에 있습니다.
* 이 책의 내용을 사용하려면 반드시 저작권자와 출판사의 동의를 얻어야 합니다.
* 잘못된 책은 구입처에서 바꿔 드립니다.

가위바위보 출판사는 나답게 만드는 책, 그리고 다함께 즐기는 책을 만듭니다.